「コロナ禍の医療現場」からの
警鐘と提言

日本の医療崩壊をくい止める

本田 宏
前埼玉県済生会栗橋病院院長補佐・医師

和田秀子
取材・インタビュー

泉町書房

はじめに　新型コロナ禍で可視化された日本医療の貧困　本田 宏

「若手の研修医に過労死ラインの2倍働けっていう制度、本当にふざけんなと思います」

——26歳のある研修医の言葉

この心の叫びは、大学卒業後まだ2年目の研修医が、2020年5月に私が主催したシンポジウムで語った言葉です。

安倍前首相の下、時間外労働を規制するなどの「働き方改革」が進められてきましたが、医師の世界でもようやくその中身が見えてきました。

この件に関しては、本文中でも詳しく紹介しますが、そこには、ある条件に当てはまる病院の勤務医や、若手の研修医には年間の時間外労働を1860時間まで認めるという驚くべき内容が含まれています。「過労死ライン」である、月の時間外労働80時間(年間960時間)の倍近くの時間外労働を認めるという報告書を、厚労省が発表しました。

〝改革〟してもこの程度ですから、いかに現状の医師の働き方がひどい状況かということが、うかがい知れると思います。

なぜ、そんなことになるのか。ひと言でいうと日本における医師の絶対数不足に原因があります。次ページの【図表1】にあるように、OECD加盟国の医師の単純平均数と比較すると、日本の医師は13万人も不足しているのです。

私は36年間、外科医として働き、最後の26年は日本で人口あたりの医師数がもっとも少ない埼玉県の病院に勤務しました。その経験から長年、医師不足の解消について訴えてきましたが、その問題は今も解決されていません。

医師数が足りないままなので、とんでもない長時間労働をしないと医療を維持できないのです。

単純な医師数不足以外にも、感染症などの専門医、スタッフの数なども足りていません。詳しくは、第2章で述べますが、ICU（集中治療室）の病床数も足りませんし、感染症病棟は1996年の5分の1（2018年現在）、保健所の数も1996年の6割以下に減らされています（2019年現在）。これは、日本政府が医療にかける予算である医療費を長年、抑制してきた結果です。

そのしわ寄せが一気に現れたのが、今回の新型コロナウイルスにおける医療崩壊です。

［**図表1**］人口1000人あたりの各国医師数と
OECD（経済協力開発機構）加盟国平均医師数

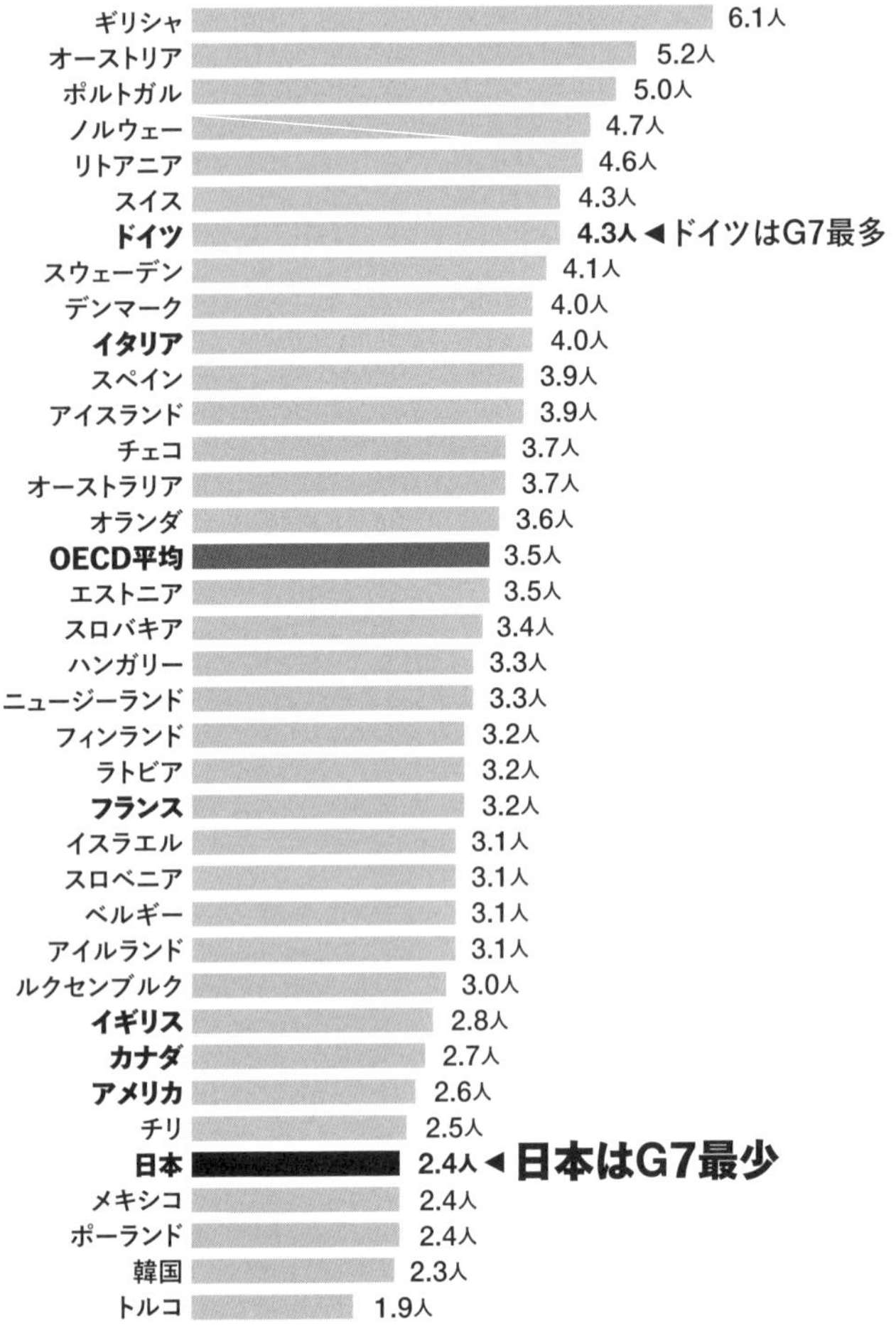

医師総数	OECD平均であれば**458,094**人 日本は**327, 210**人

※太字はG7国　　OECD Health Statistics 2019から作成

検査もできずに新型コロナで亡くなった患者が——

新型コロナウイルスが世界中で猛威を振るった２０２０年。日本においても、第１波といえる流行が4月から5月前半にかけてピークを迎えました。

欧米に比べると感染者や死者数は圧倒的に少なかった日本。その理由は諸説ありますが、〝ステイホーム〟を粛々と行った日本人の辛抱強さや、清潔第一の生活習慣が貢献したことは論を俟《ま》ちません。

いっぽうで、路上で倒れて亡くなっていた人が、検査をしたら新型コロナウイルスに感染していた例や、なかなかPCR検査を受けることができずに、自宅待機をしているうちに急激に症状が悪化し、死亡した方もおられました。

女優の岡江久美子さんや大相撲の勝武士さんも、医療機関がパニックに陥っていた4月初頭に発症し、なかなか病院に入れずに亡くなった例と言えるでしょう。このあと、流行ピーク時の現場の生々しい証言も紹介しますが、危篤状態になった患者が、受け入れ病院がないまま8時間以上待機させられたこともありました。

現場の医師に話を聞くと、完全に医療と福祉は崩壊していた、と口々に語ります。報道された悲惨な例は氷山の一角だったことがうかがい知れます。

第3波でも、心臓病や糖尿病という基礎疾患を持つ60代の男性が自宅待機を強いられ、亡くなるという事例がありました。２０２１年に入ると死者数もさらに急増しました。

［図表2］人口10万人あたりの各国医学部卒業生数

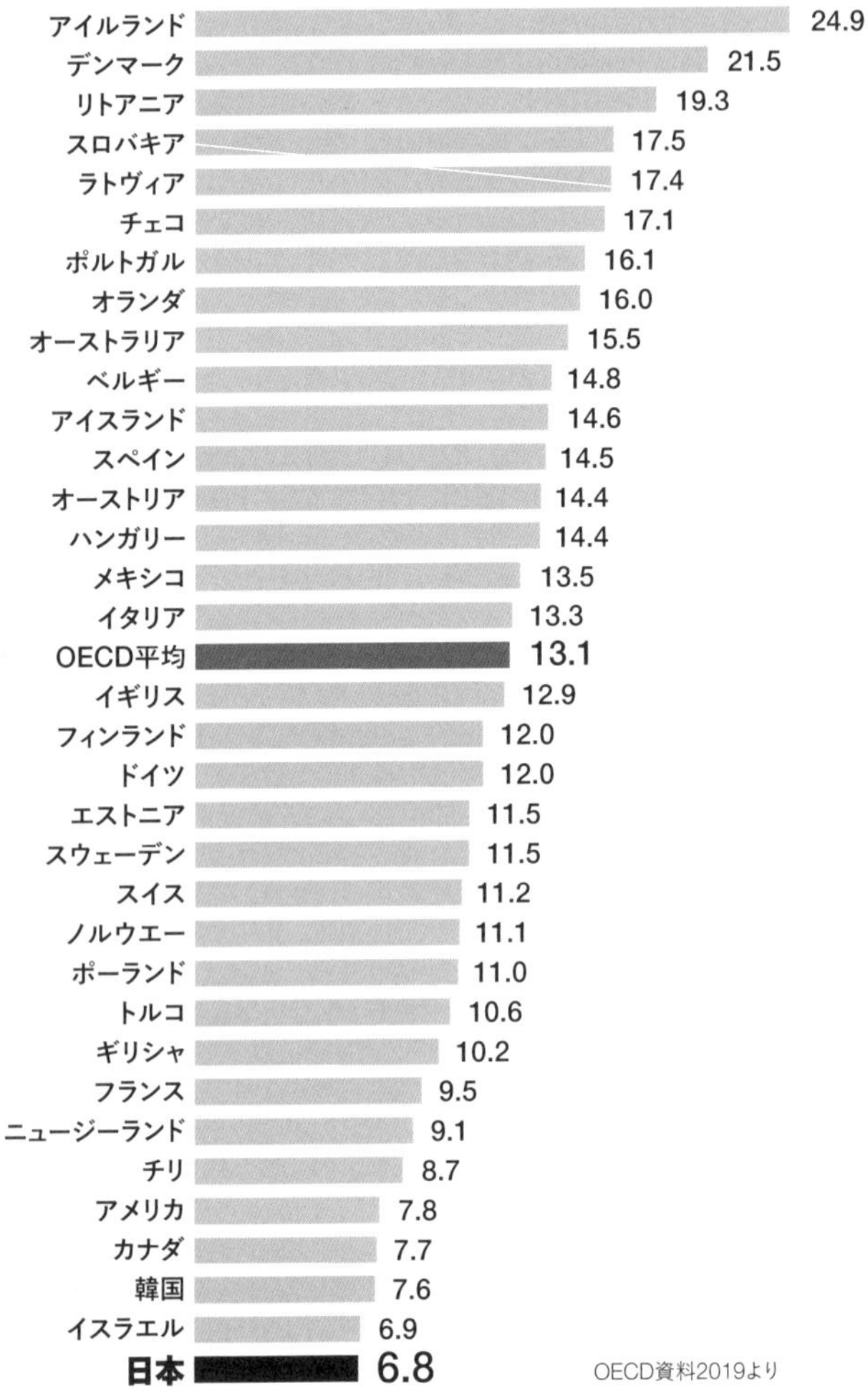

OECD資料2019より

東京都が2021年の1月5日に発表したように、救急搬送後、検査もできずに亡くなってしまい、その後に新型コロナだと判明した事例もありました。重症化しても新型コロナの治療を受けられない患者が全国で続出したのです。

もし日本の患者数が、欧米並みにの10倍から100倍いたら医療現場はどうなったことでしょうか。

今が「医療と福祉再生のラストチャンス」

2020年の夏になっても新規感染者数は高止まりし、重症患者もなかなか減りませんでした。そして、政府が経済活性化の切り札として実施したGoToトラベルも見直しが迫られました。第3波の広がりを見ても効果的なワクチンができない限り、新型コロナウイルスの蔓延は長期化することも予想されています。それなのに日本政府は、今後も病院の再編統合を進め、全国の病床数を減らそうとしています。

冒頭に述べたように、医師は過労死寸前で働いています。このような医療の貧困は、直ちに是正しないといけません。医療現場がひっ迫すると困るのは国民の皆さんです。国民の命が危機にさらされるのです。

この本では、新型コロナでいかに日本の医療現場が危機に瀕しているかということ、その源に連綿と続く医療費や医師削減の歴史があったことを記していきます。さらに、厚労省、ひいては日本政府が、医師不足を改善するどころか、この期に及んで医療に関連する予算を抑制しようとしており、2023年度からは現状でも少ない医学部定員［図表2］の削減を予定している実態などを明らかにします。

コロナ禍で多くの病院が赤字に転落していますが、それも医療費の抑制に関係があります。

いっぽうで国民の負担は増えていきます。新型コロナ第3波が猛威を振るっている時期に、まさかの決定でしたが、75歳以上で年収200万円以上の人の窓口負担が倍（1割から2割）に変更されることに。年収が多い人の健康保険料には上限があり、月収139万円を超える人はたとえ年収が1億でも2億でも保険料が一定であるという、応能負担がなされていない問題を見直さずにです。

医療費抑制とともに、この弱者いじめは広い意味で言うと、日本の自助を最優先する低福祉政策の表れです。これらの背景も本文中で明らかにしていきます。

忘れもしない、2011年3月の東日本大震災によって起きた福島第一原発事故。いまだに故郷・福島に戻ることのできない住民を多数出すなど、多大な犠牲をもたらしました。この事故によって、原発の危険性や高コスト体質が明らかになりました。それを見て、ドイツはいち早く脱原発を決めました。

しかし日本はどうでしょう。2012年6月には原発の再稼働を決めましたよね。復興をアピールすると言って、オリンピックも誘致しました。

「喉元過ぎれば熱さを忘れる」

日本人にはこんな国民性がありませんか？　いや、それは日本人だけではなく、人間の特性なのかもしれません。だから、世界の国々の人々は忘れないように自国の歴史をしっかりと次世代に伝える努力をしているのです。

新型コロナの感染は、世界中、国も民族も選ばずに広がっています。それに対する対応を比べて、それぞれの国々のいいところを取り入れることもできます。

今回のコロナ危機では、院内感染の危険と向き合いながら働く、医療、介護・福祉関係者の方が大勢います。皆さん命がけです。しかし、医療関係者は、コロナ以前から日々、長時間労働にさらされ、命がけでした。

私は今回のコロナ危機は「医療福祉再生のラストチャンス」だと考えています。

医療や福祉をないがしろにすることは、国民の命をないがしろにすることと一緒です。そのような国に未来はありません。

今こそ、読者の皆さんも力を合わせて、日本の医療・福祉を変えていきましょう。

序章　医療崩壊のツケを国民が払わされる　和田秀子

「日本の医療崩壊は、コロナ以前から起きていたの。政府は、この間ずっと、医療費削減のために病院や病床、保健所を減らしてきたのだから。コロナ禍で、それが明らかになっただけ。今までのツケを、国民がみずからの命で払わされようとしている。それを、多くの人にわかってほしい」

２０２０年４月上旬、電話口で私にそう訴えてきたのは、千葉県内の病院に勤務する知人の女医でした。

彼女曰く、もともと医療崩壊に近い状態だったところに新型コロナの感染が爆発し、医療現場は崩壊。大変なことになっているというのです。

２０２０年4月7日に首都圏の1都3県を含む7都府県に緊急事態宣言が出されて5日目のこの日、全国の新型コロナ感染者数は７２０人にのぼっていました。

私が住む東京都では一日あたりの新規感染者が１９８人、知人の女医が住む千葉県でも21人――。まだ治療法が確立されていなかった当時、日々増え続ける感染者に、現場の緊張はピークに達していたのです。

首都圏はじめ、関西の病院でも院内感染が相次ぎ、外来患者の診療はストップ。がんなどの手術でも、緊急性の低いものは先延ばしにされているというニュースも報じられていました。

テレビのニュースキャスターは、決して「医療崩壊が起きました」とは口にしませんでしたが、とうとう日本も〝医療崩壊〟が起きてしまった、そう感じた方は多いはずです。

このままいくと、イタリアやニューヨークのように、火葬場に運びきれないほどの死者があふれるのではないか。私は、そんな危惧を感じました。それで、冒頭のように知人の女医に連絡をとったのでした。

「コロナ以前から、医療崩壊は起きていた――」

そこで聞いたこの言葉は、私にとって意外でした。日本の医療は盤石だと思っていたからです。

衝撃を受けた私は、医療の現場を取材すべく下調べを始めました。

そんななかで出会ったのが、この本の共著者である元外科医の本田宏先生です。20年以上前から、日本の医療はこのままでは危ないと警鐘を鳴らし続けてきた人物でした。

本田先生は、新型コロナ第1波の最中である4月中旬、インターネットの番組に出演し、こう訴えていました。

「日本は世界でいちばん高齢化率が高いのに、ＧＤＰあたりの医療費は他国と比較して決して多くない。つまり、人口当たりでいちばん高齢患者の多い日本が、医療にお金を使ってこなかった。コロナ禍での医療崩壊は起こるべくして起こったのです」

知人の女医が話していた内容とクロスしました。

私は、すぐ本田先生に連絡をとり、詳しい話をうかがうことにしました。そして、本田先生から紹介を受けた病院や、独自ルートでいくつかの病院や介護施設を取材。その結果、コロナ禍以前から、いかに医療現場の人員や財源が不足し、疲弊していたかということ、また今後いっそう医療崩壊が進む可能性が大きいことを知りました。

２０２０年末から２０２１年にかけて襲った第3波で怖れていたことが早くも現実になってしまいました。大阪府や首都圏、そして全国で感染が爆発。北海道や大阪府では自衛隊の看護官を要請する事態になったほか、入院治療が必要な方が入院できずに亡くなっていくケースも増加しました。

警視庁が２０２１年1月6日に公表したデータによると、新型コロナに感染後、医療機関以外の自宅などで体調が悪化して死亡した人は、２０２０年3月から12月までで１２２人。4月に21人と増加した月以外は、11月まで月10人以下で推移していたのに、12月で56人に跳ね上がっています。重症化しても病院に搬送されない、つまり、医療崩壊が加速してしまったわけです。

感染者が急増しつつあった２０２０年11月26日には、さらに驚くべきことがありました。

厚労省は、医療費抑制のために進めてきた「地域医療構想」のもと、病床数を削減する医療機関に支給する給付金など約１９５億円を、２０２１年度の予算案として計上していたのです。まさに、感染拡大を懸念した西村経済再生担当大臣が、「勝負の3週間」と述べた翌日のことでした。

新型コロナ患者の病床数がひっ迫しているときに、あえてこのような政策を打ち出すのはなぜなのか。その背景にあるものを、本田先生の解説とともに本書で明らかにしていきます。

医療は文字どおり、私たちの〝命の砦〟です。この砦を、私たち自身の手で守るためにも、医療現場の現実を知っていただきたいと思っています。

2章、4章、7章で本田先生が解説を、1章、3章、5章、6章、7章では現場ルポとインタビューを和田が担当します。

第1章 ルポ 新型コロナで崩壊していく医療現場　和田秀子

第2章 繰り返されてきた医療崩壊　本田宏 53

第3章 医師を追い込み、患者を危険にさらす「医師の過酷な働き方」　和田秀子 85

第4章
「日本の少ない医療費が患者を、医師を苦しめる」　本田　宏

第5章
切り捨てられる地域医療と患者たち
厚労省「地域医療構想」と日本の医療システムの問題　和田秀子

第6章

公立・公的病院の独法化で起きること　和田秀子

第7章 医療再生のための提言

装丁／本文レイアウト　阿部早紀子
図表作成　まるはま

第1章

新型コロナで崩壊してゆく医療現場 ルポ

和田秀子

「受け入れ先がなく、重症患者を200㎞救急搬送。
北海道の田舎では、いったい医師は
どこにいるんだという感じです」

——北海道士別市立病院院長　長島 仁さん

「心肺停止直前の患者の受け入れ先を探すのに、
午前9時から医師5人で電話をかけまくって
見つかったのは何時だと思います?
午後5時半ですよ。なんと8時間半も費やして
やっと受け入れ先が見つかった」

——発熱外来を開設して、コロナ患者の診察をしていた
東京都練馬区の大泉生協病院院長　齋藤文洋さん

患者の受け入れ先がなく、医師5人が8時間半も電話をかけ続けた

――大泉生協病院（東京都練馬区）院長　齋藤文洋さん

日本の中でも、とくに病院が密集している東京都。しかし、その東京でさえ新型コロナウイルス感染の第1波当時から医療が崩壊していた。

東京23区の北西部に位置する練馬区。住宅街と農地が入り交じった閑静な地域に位置する大泉生協病院は、病床数94床で1日の外来患者数は230人の小規模病院だが、東京都の二次救急医療機関（※）に指定されている。

2020年の3月6日から、病院の一角を区切って発熱外来（コロナ疑いで発熱している外来患者を診察する外来。院内感染予防のため発熱している患者を、時間や場所を別にして診察する）を設置していた。

そこでPCR検査も行ってきた大泉生協病院の齋藤文洋院長は、医療崩壊に直面した状況をこう明かしてくれた。

「4月上旬でした。朝9時に保健所からの紹介で、発熱外来にひとりの男性（50代）がタクシーで

来院されたのです。看護師が、その患者の血中酸素濃度を測ると、なんと60％台。正常な人は98％くらいありますので、すでに亡くなっていてもおかしくありません。しかし、その患者さんは、苦しいともおっしゃらない。咳もほとんど出ない。目立った自覚症状がない。これが新型コロナのこわいところです。

慌てましたが、酸素吸入でなんとか血中濃度92％くらいまでになりました。数値を見た瞬間にコロナとわかりますから、CTを撮ると、やはり新型コロナを強く疑う影がありました。PCR検査のために検体もとり、点滴もしましたが、うちでは重症の新型コロナの入院治療はできません。保健所に連絡をとって受け入れ先の病院を探してもらいましたが、なかなか見つからない。そこからが大変でした。患者さんは、いつ心肺停止を起こしてもおかしくない状態になっています。うちの医師たち5人が、あちこちに電話をして、入院できる病院を探し回りました。

見つかったのは何時だと思います？　午後5時半ですよ。なんと8時間半も費やして、やっと受け入れ先が見つかった」

病床数を超える感染者数の急増が

いったいなぜ、病院が見つかるまで8時間半もかかったのか――。

※入院治療や手術を必要とする救急の患者に対応し、24時間体制で患者を受け入れる医療機関

「〝疑い〟の患者さんは、陽性患者とも同じ病室にできないですし、もちろん一般病棟に入れることもできません。したがって個室に入れないといけないが、当時、都内で確保されている病床はすでにひっ迫していて、疑い患者さんを受け入れる個室の余裕がなかったのです」

齋藤院長は、このとき「東京都は、すでに医療崩壊を起こしている」と感じたという。

当時の東京都の陽性者数と、感染症病床の空き状況はどうだったのか。

IOC（国際オリンピック委員会）が、東京オリンピックの延期を決めたのは2020年3月24日。それ以降、直前の3連休の影響もあってか、東京都の一日の新規感染者数は40人台から60人台、70人台へと増え続け、4月4日には118人に。初めて100人を超えていた。累計は901人。7都府県に緊急事態宣言が発出される3日前のことだ。

この時点で東京都が確保していた病床数は約750床。これを大幅に超えて感染者が出てしまっていた。大泉生協病院のスタッフたちが、8時間半もかけて患者の搬送先を探していたのは、まさにこの頃だったのだ。

小池百合子都知事は、4月4日の記者会見で、「4月6日までに900床確保する」と語っている。当時、公立・公的病院はもちろん、都内の大学病院なども、東京都からの依頼を受けて病床を増やそうと努力を重ねていた。

しかし、コロナ禍は病院経営も直撃。赤字に陥る病院が続出するなど現場は混乱した。東京都新宿区にある東京女子医科大学病院では、夏のボーナスをゼロにするという病院側の意向を受けて、看護師約400人が大量離職を検討するなど、医療のひっ迫に拍車をかける動きもあった。
だが、病院経営の苦しさは今に始まったことではない。

看護師大量離職のあとにコロナ禍が襲った

――船橋二和病院（千葉県）看護師　飯田江美さん

この頃、首都圏の千葉県や埼玉県、神奈川県でも感染者は増えていた。千葉県西部の船橋市にある船橋二和《ふたわ》病院（299床）にも、保健所から新型コロナ患者受け入れ要請が来たという。

「3月下旬でした。朝礼のとき医局長から突然告げられたのです。近くの感染症指定病院がコロナ患者で満床になったので、中等症のコロナ患者をうちで20人ほど受け入れることになる、と」

同病院の看護師、飯田江美さんは同僚から聞いた当時の様子をこのように話す。飯田さんは当時、持病の治療で休職中だった。同僚の看護師や医師と連絡をとりながら、病院の状況に気をもんでいたという。

「中等症というのは新型コロナウイルス感染症でいうと、肺炎で肺機能が悪化し、酸素吸入が必要な状態で、その酸素必要量が4ℓ以内の症状のことです。

うちの病院は、感染症指定病院ではないので専用病床はありません。急きょ、入院している療養型病棟の患者さん約40人に、違う病院へ転院してもらったり病棟を移ってもらったりして、一つ病棟を空けることになったのです。

でも、その病棟には、人工呼吸器を最大4つ程度しか置くことができない。病院側は、もし、重症化する患者が増えて人工呼吸器が足りなくなったら他院に搬送すると言っていましたが、受け入れ先が見つからなかったときのことを考えると……ゾッとしました」

問題は、ほかにもあった。看護にあたる看護師の確保だ。

「じつは、うちの病院は2019年の秋に看護師や医療スタッフ合わせて約70人が大量離職しました。それが原因で人員不足になって、一病棟を閉鎖したほどのダメージを受けていたのです。

なぜそうなったかというと、経営側が病院を建て替える資金をつくるために、スタッフのボーナスをカットしたうえ、看護師の労働時間を延長し、退職金も削減するとまで言い出した。そのあげく、職員や家族の福利厚生の一部までなくしてしまったのです。

そもそも相次ぐ労働条件の悪化で医療現場は混乱していたのです。もとはと言えば政府が医療費抑制のために病院の診療報酬を下げ続けたことで、病院経営が苦しくなってきたことの弊害です」

診療報酬とは、病院やクリニックが患者を診療した際に、患者の窓口負担に加えて国民から徴収する健康保険料や国庫から支払われる報酬のことだ。詳しい説明は4章に譲るが、診療報酬は長年、低い水準で抑えられてきた。

看護師が大量離職したことで、船橋二和病院では3月下旬まで「発熱が4日以上続かないかぎりは休業命令を出さない」と病院側からお達しが出ていたほど、看護師不足にあえいでいたという。

「もし、誰かがコロナに罹《かか》っていたら、あっという間に院内感染が起きて医療が成り立たなくなっていたでしょうね」

と、飯田さんは当時を振り返る。

防護服の着脱も見よう見まねで

そんな人員不足のなか、誰がコロナ病棟に行くのか。現場では大もめにもめた。

「あなたがコロナ病棟に行ってくれないと、シングルマザーの○○さんが行かされることになるのよ、とプレッシャーをかけられて行かざるを得なくなったスタッフもいました」（飯田さん）

いっぽうで、外来や一般病棟のほうが危険だからと、コロナ病棟に志願する看護師もいたという。

「というのも、コロナ病棟は最初からコロナ患者とわかって防護服で対応できるからです。一般外来や救急の場合、無症状のコロナ患者が来たら、防ぎようがありません。ほかの病院でも、気づかずに処置をして院内感染が広がったというケースが多発しました。本来なら、すべてがコロナ患者のつもりで防護服を着て対応すべきなのですが、防護服も人員も足りないなかで、それは難しい。だったら、最初からコロナ感染者とわかった患者が入院してきて、防護できるコロナ病棟のほうが安全かもしれませんから」

新型コロナを疑われる重症患者が救急に運ばれてきた場合は、一般病棟の看護師たちが、防護服を着て急きょ対応した。しかし、皆が感染対策の教育を十分に受けているわけではなかった。

「防護服の着方も見よう見まねで練習しました。でも、慣れないと着脱が難しい。急いでいるときに着脱の手順を間違うと、ウイルスが体に付着して感染するおそれがあるので必死でした」

「ママ死なないで」と子どもに泣きつかれ

船橋二和病院では、4月末のピーク時で用意した20床のうち13床が新型コロナ患者で埋まった。これらの患者に対応したのは、医師一人、看護師12人、介護士一人。

「人が足りませんから昼も夜も看護師は二人態勢。夜勤は17時間連続勤務でした。20人の患者を受け入れるなら、その倍くらいのスタッフが必要です。患者に人工呼吸器を付けるとなると、それだけで医師や看護師が4人は必要になることがあるんです。寝不足で疲れ切っていたら、防護具の着脱をミスして、感染するリスクもあります。

幸い、このときは軽症者が多かったのでなんとか回りました。もし呼吸器を付ける必要のある患者が出たら、それだけで人手が足りなくなり大変なことになっていたと思います」

秋に現場復帰予定だった飯田さんは、コロナ病棟に志願するべきか悩んでいたところ、4歳の子どもが「ママ死なないで」と泣きついてきたという。しかし、飯田さんは2020年10月から人手の足りないコロナ病棟の看護師として復職。現在も患者のケアにあたっている。

介護施設では「救急車を呼ぶな」と消防から釘を刺され

――都内の特別養護老人ホームと連携する私立病院医師

こうした医療崩壊は、介護現場にも大きな影響を与えていた。

首都圏にある某私立病院に務める内科医は、医療がひっ迫することで命の選別がされてしまう瞬間を、次のような言葉で実感したという。

「『いちいち救急車を呼ばれるとほかの患者を搬送できない。よほど重篤にならないかぎり呼ばないでください』。そう消防から釘を刺されたのです」

それは2020年4月下旬のことだった。この内科医が勤める病院の系列にあたる特別養護老人ホームで、入所者数十人、スタッフ数名が新型コロナウイルスに集団感染した。

医師は、特別養護老人ホームに往診に行き、入所者やスタッフ約100人にPCR検査を実施。その結果を保健所に報告して、陽性者の入院先を探してもらえるよう依頼したが、「受け入れ先がない」と言われてしまったという。当時は、コロナ以外の患者でも搬送先が見つからず、50〜60件断られているような状況だった。

ちょうど女優の岡江久美子さんが新型コロナに感染するも入院が遅れ、亡くなった頃だ。

「うちの病院は小規模で感染症病床もないのですが、急きょ病棟を一つ潰して系列の特別養護老人ホームの重症者だけ入院してもらうことにしました。とはいえ病床数が限られているため、無症状や軽症の入所者は、施設で診てもらうよりほかありませんでした」

しかし、特別養護老人ホームには医療設備はない。ましてや、感染症の患者を診ることなど想定されていない。さらに、最大の問題は、スタッフが足りないことだった。

「濃厚接触者のスタッフが多数自宅待機になっていたので、圧倒的に人数が足りていませんでした。系列の施設から応援を頼んで、30人の入所者を昼は3人、夜は介護士が一人で見るというギリギリの状態でした。私も毎日往診しました。こんな状態が2週間ほど続いたんです。介護士は24時間ずっと、防護着を着用してケアをしているわけですから、24時間サウナの中にいるようなもの。心身ともに、相当きつかったと思います」

夜中に入所者の容態が急変することもあった。

「血中酸素濃度を測る機械を感染者の指に付けてもらい、介護士がそれを常にチェックしていました。患者の呼吸状態が悪くなったら夜中でもすぐに救急車を呼んで、うちの病院に搬送してもらうよう指示したのですが……」

そこへ、「よほど重篤にならない限り救急車を呼ばないで」という衝撃の発言があったというのだ。新型コロナの患者を救急搬送すると、そのあと救急車の消毒に5～6時間かかる。その間、救急車が使えなくなるから、という理由だったらしい。

医療が充実しているはずの首都圏でさえ、こうして弱者が切り捨てられていった。

認知症高齢者10人以上が施設でなすすべもなく亡くなっていった

――介護老人保健施設 茨戸アカシアハイツ（札幌市）に入った看護師 金澤絵里さん

この時期、北海道の介護施設でも医療崩壊の結果、命が切り捨てられる事態が起きていた。介護老人保健施設、茨戸アカシアハイツ（札幌市）での出来事だ。

「『病院に搬送はできません。施設内で看取ってください』。札幌市内の保健所からそう言われて、納体袋だけが届いたそうです。私も、この施設で5人看取りました」

そう話すのは、看護師の金澤絵里さん。金澤さんはこれまで、アフリカやイラク、東南アジアなど医療体制が脆弱な国や地域に入り、医療支援を行ってきた。

2020年の4月、日本での新型コロナ感染の急増で帰国。厚生労働省の臨時職員として海外からの帰国者が一時滞在する東京のホテルで、検疫班の一員として従事していた。そんな金澤さんが茨戸アカシアハイツから、看護の緊急要請を受けたのは5月3日だった。

茨戸アカシアハイツの入所者は約100人。多くが認知症を患っていた。4月から5月にかけて、この施設の入居者に新型コロナの集団感染が起きた。

最終的に感染者は、合計92人（入所者71人・職員21人）にのぼった。しかし、ちょうど札幌市の感染拡大がピークに達していた時期だったため、入所者たちは入院させてもらうことができなかった。最期を施設で看取るよう、札幌市内の保健所から指示されたのだ。

施設には超高齢医師が一人、看護師は一人もいなくなって

金澤さんは当時の現場の状況を次のように振り返る。

「5月3日でした。私が登録している看護師のボランティアネットワークのメーリングリストにSOSが流れてきたのです。

『札幌の介護老人保健施設・茨戸アカシアハイツで新型コロナの集団感染が発生し、スタッフからも陽性者が出て、看護師が一人もいなくなっている』と。

当時、私が検疫班として仕事にあたっていた海外からの帰国者が一時滞在するホテルでは、人員が足りていました。それでも、札幌に入ろうかどうか迷いました。自分が感染するリスクも十分にありますから。

札幌市に問い合わせてみると、個人防護具は十分確保しているということでした。『それなら自分を感染から守り最後まで仕事を全うできる』と思い、急きょ札幌に向かうことにしたのです」

5月8日、金澤さんは茨戸アカシアハイツの支援に入った。施設の1階には、陰性の入所者が約

40人。2階には、陽性の入所者が50人超。徘徊《はいかい》する陽性者もいたので、1階と2階は行き来ができないよう仕切られていたという。

金澤さんが入った時点で施設にいたのは、法人から応援の看護師一人と、外部からの応援看護師4人。もともとこの施設には14人の看護師と、介護士31人の計45人がいたという。

ところが、スタッフ自身も感染したり、辞めてしまったりしたため、看護師は一時期ゼロに。介護士は7人ほどに減ってしまった。助っ人看護師が来たとはいえ、事務のスタッフ含めわずか15名で、陽性者50人超を含む約100人のケアにあたることになったのだ。

初日は日勤で入った金澤さん。すぐに、一人の入所者を看取ることになった。

「その方は酸素投与しておられました。容体が悪くなる一方だったので、点滴をしようと急いで準備をしていたんです。そしたら、みるみるうちに悪くなって……。もう点滴どころではありませんでした。容体が急変してわずか30分くらいの間に、お亡くなりになってしまいました」

新型コロナの場合、重症化する患者は発症して4～5日くらいで容体が急変するケースが多いと言われている。ちょうど金澤さんがアカシアハウスに入った頃は、感染した患者が重症化していく時期と重なっていた。

「酸素投与が必要な方が5人ほどいました。病院だったら、部屋に酸素を通す配管が通っているので、すぐにつなげて酸素を供給できるのですが、この施設にはそれがない。だから、酸素ボンベが空にならないよう外部から確保し、酸素が必要な入所者さんに投与を続けていました。

5ℓの酸素投与では、酸素ボンベがすぐ空になってしまいます。看護師や介護士は、5人も酸素が必要な方が出ると、酸素が空になる前に交換できるように、こまめに酸素の残量をチェックして回る業務が欠かせなくなりました。」

そもそも、介護老人保健施設は医療的なケアも行うとはいえ、病院のように十分な医療を提供できる場ではない。介護法に定められている人員配置基準の規定にも、100人の入居者に対して、一人の常勤医が配置されていればいいことになっている。

しかも、茨戸アカシアハイツの場合、そのたった一人の常勤医が、かなりの高齢医師だったという。

「集団感染が広がるなか、徹底した感染対策や適切な医療支援が必要ですが、医師一人と数名の介護士スタッフだけで行うのは困難でした。施設の中でできることは限られています。とくに、感染症の重症者にできることといえば、酸素投与、あとは解熱剤投与や点滴をするくらい。私たちは入所者さんたちが亡くなっていくのを看取るしかありませんでした」

「入所者さんたちは見捨てられた……」と介護士は泣きながら看取る

初日から重い体験だった。翌日は夜勤。看護師は金澤さんのみで、ほかに介護士が4人いた。

「その夜も、お二人を看取りました。容体が悪くなってあっという間でした。感染のリスクがあるのでご家族は呼べませんし、自分なりに精一杯業務にあたっていましたが、私のような見ず知らずの看護師に看取られて逝くのかと思うと、入居者さんが気の毒で……。それに、防護服を着て手袋もしていますから、手を握ってもぬくもりさえ伝わらないのです。

悔しくて、悔しくて『入所者さんたちは見捨てられたんだ……』と心を痛める介護士さんもいて、悔しさと申し訳なさから介護士さんと一緒に泣きながら看取ったこともあります」

陰性者や、コロナの症状の軽い入所者に対するケアも、十分にできなくなっていた。

「どうしても重症の方につきっきりになってしまって。手が足りませんから。食事は一日2回のみ。入浴はしばらく中止されていました。本当にお気の毒な環境だったと思います」

現場スタッフは、決して介護施設で看取ることをよしとしていたわけではない。何度も、札幌市に対して「なんとか入院させてもらえないか」と打診していたという。それでも保健所から、施設で看取ってほしいと言われ続けたのは、31ページで書いたとおりだ。

札幌市も動いてはいたが、結果的に対策本部を設置したのは5月16日。すでに11人が施設内で死亡していた。金澤さんは、当時を振り返って、こう声を振り絞る

「とにかく対策本部の設置が遅すぎました。5月9日に厚労省から応援の医師一人と看護師一人がアカシアハイツに入り、そこから少しずつ重症者を病院に搬送できるようになってはいました。16日に市が対策本部を設置してからは、一気に搬送が進んで。合計28人の入所者さんを入院させることができました。たしかに病床がいっぱいだったのかもしれません。でも、もっと早期に対策、対応ができていれば、失わずにすんだ命があったと思うと悔しい……。

これは決して、仕方なかったで済まされることではありません」

2020年7月3日。札幌市は、茨戸アカシアハイツでの集団感染は収束したと宣言。しかし、入院後の死亡も含め、17人の高齢者が犠牲になった。

しかし、第1波を超える感染者数を記録した第3波では、再び医療が崩壊し、北海道では病院や介護施設で大規模なクラスターが多数発生。旭川市では対応が追い付かず、高齢者が相次いで亡くなった。大変残念なことに、第1波の教訓は生かされることはなかった。

新型コロナで受け入れ不能……
重症患者を乗せて救急車が200km走ることに

——士別市立病院(北海道)院長　長島 仁さん

茨戸アカシアハイツで新型コロナの感染パニックが起きる少し前、北海道北部の士別市に位置する士別市立病院を舞台に、こんな出来事があった。

士別市立病院の長島仁院長は、その夜のことを次のように話す。

「4月10日の夜8時半頃でした。うちの病院に、農作業中に側溝に転落したという士別市内の70代男性が運び込まれたのです。内臓が破裂している可能性のある、重症患者でした。

ふだんなら20㎞ほど北にある救命救急センターに運んでもらうところです。でも、その日は、たまたま受け入れが困難だと言われた。それで、50㎞ほど南にある旭川市内の病院3つに受け入れ要請をしたのですが、最初の一つは緊急手術が入っているということで断られ、あとの二つは新型コロナ患者を受け入れているから救急は受けられないと断られた。

あちこちかけてもダメ。それで仕方なく、200㎞北の稚内にある市立稚内病院に連絡をして、やっと受け入れてもらえることになったのです」

受け入れ先が決まったのはいいが、大変なのはここからだった。

「この200㎞という距離。東京と藤枝市（静岡県）間の距離と同じです。東北本線だと、だいたい東京と郡山市（福島県）間です。こんな距離を、重症患者を乗せて救急車で搬送するというのは、常識的に考えられない。こんなことは初めてです」

救急車は、2時間44分かけて稚内へ。搬送された男性は、小腸穿孔《せんこう》で緊急手術。一命はとりとめたからよかったが、約1カ月、200㎞離れた稚内での入院を余儀なくされた。

常勤医師の平均年齢は60歳

北海道中央部の上川地方北部に位置する士別市。士別市立病院は市内唯一の入院医療機関で、一般病床60床、療養病床88床を有する。二次救急病院にも指定されており、365日24時間救急患者を受け入れている。

長島院長は、「今ここで起きていることは、コロナ禍だけの問題じゃない。根本原因は、慢性的な〝医師不足〟にある」と次のように訴える。

「北海道は、とくに圧倒的な医師不足です。じつは、先日、稚内の病院まで付き添ってもらった非常勤の医師は、オホーツク海に面した枝幸《えさし》という町から毎週末、応援に来てもらっています。

枝幸から士別市立病院までは約100㎞。その日彼は患者を搬送するために、救急車に一緒に乗り込んで枝幸から稚内まで200㎞。搬送を終えて、また200㎞の道のりを士別市立病院まで戻り、仕事を終えてから枝幸まで、100㎞の道のりを自分で車を運転して帰ったのです。

この日だけで、なんと約600㎞を移動。東京からだいたい姫路あたりまでと同じ距離を業務で移動したのです」

【図表3】を見てほしい。10万人あたりの医師数は全国平均で246・7人であるのに対し、北海道全体では243・1人。一見、それほど医師数は少なくないように思える。しかし、今の話のように北海道はとにかく広大だ。

「道北地域の面積は、四国4県と同じくらいです【図表4】。四国4県には、救急救命センターが12

［図表3］都道府県別 人口10万人あたりの医師の数

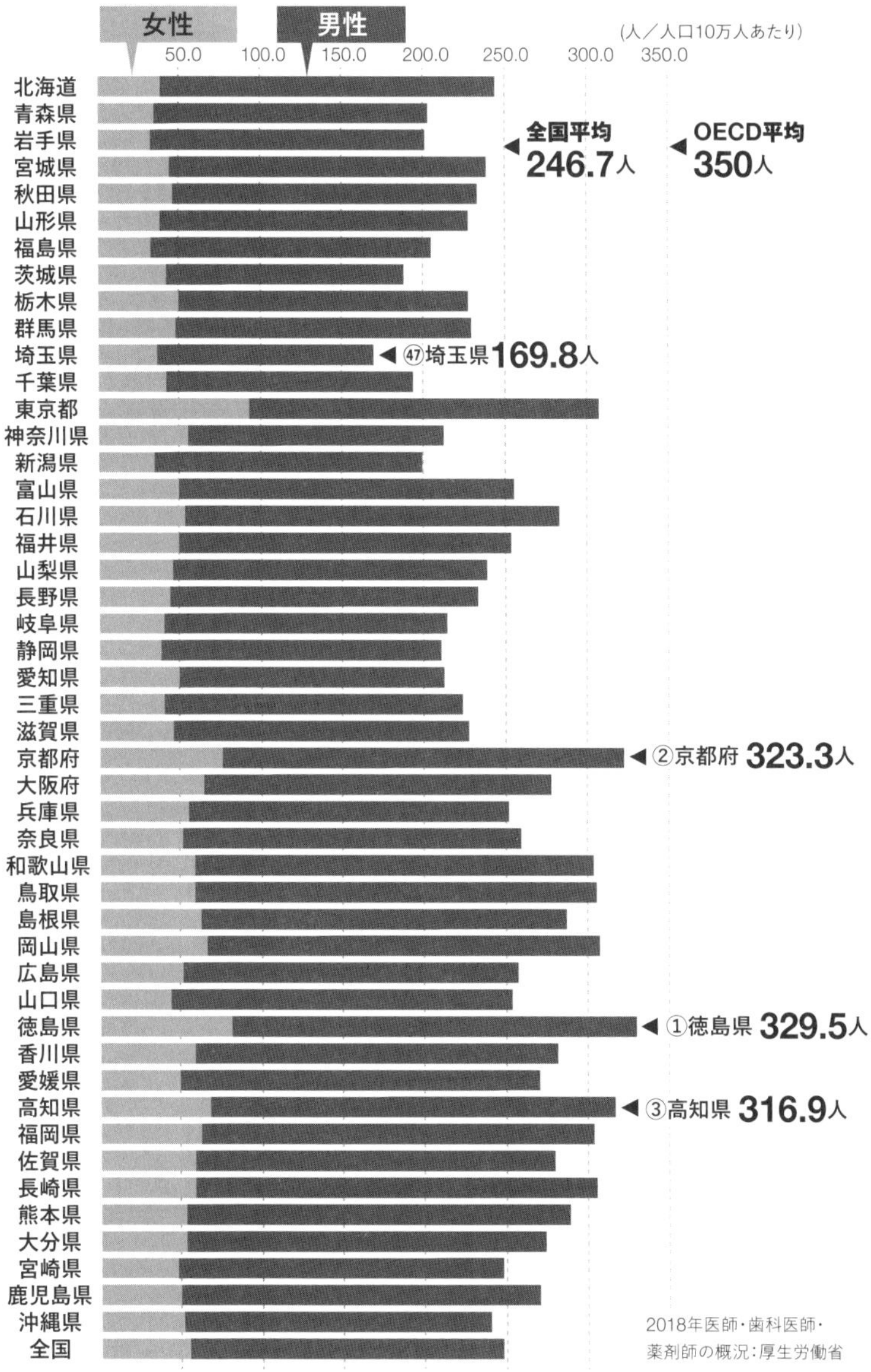

2018年医師・歯科医師・薬剤師の概況：厚生労働省

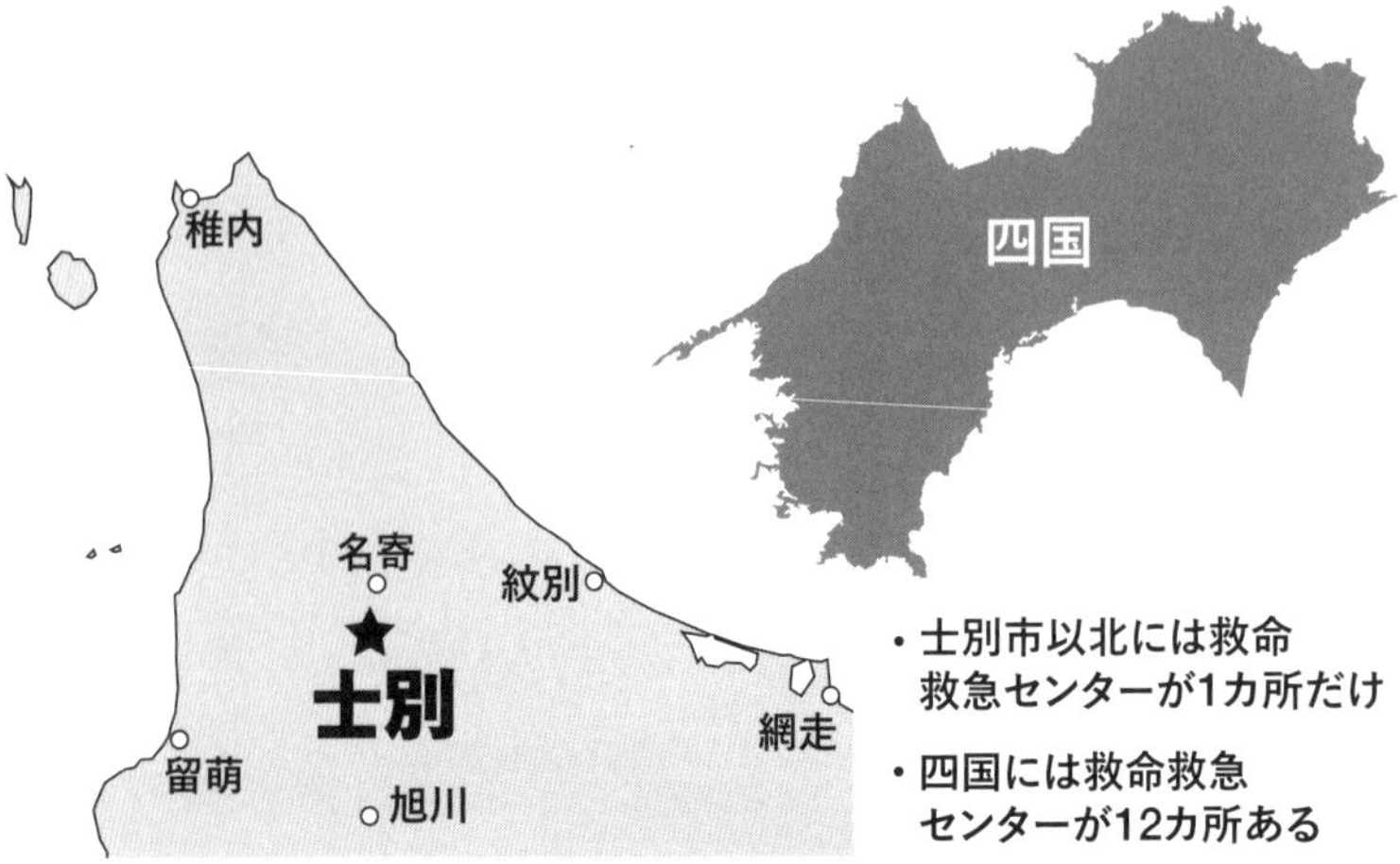

［**図表4**］北海道北部地域と四国4県の広さ比較

カ所あります。それに対し、道北地域には、旭川を入れれば3カ所ですが、士別以北になると名寄市にたった1カ所しかありません。

北海道にある21の2次医療圏（※）のうち、北海道の医師数平均を上回っているのは札幌市と旭川市周辺だけ。この2地域以外はすべて全道平均を下回っています。先日、患者を搬送した稚内を中心とした宗谷医療圏は、全道平均の約36％しか医師がいない。この士別市立病院がある〝上川北部医療圏〟でも、全道平均の76・6％なのです」

長島院長が言うように、北海道に21ある2次医療圏のうち、医師が全道平均を上回っているのは、旭川市を含む上川中部医療圏と札幌医療圏の二つだけ。残り19の医療圏はすべて平均以下なのだ。宗谷などのように全道平均の半分にも満たない医療圏が3つもある。

「北海道の田舎では、いったい医師はどこにいるんだという感じです。人口がいくら少ないと言っても患者さんは来る。しかし、その患者さんに対応するだけの常勤医がいない。そういう状態がもう何十年も続いています。

今年はコロナで行けていませんが、私はうちで働いてくれる常勤医を募集するために、年10回くらい日本中に出かけて行きます。それでも見つからない。結局、バイトの先生に頼るしかないのです」

地方の医師不足がいかに深刻かについては5章でも詳述するが、士別市立病院は、医師の高齢化が進み、常勤医の平均年齢は60歳、そのうち救急外来で当直できる医師はわずか3人だという。残りはすべてアルバイトの非常勤医師だ。長島院長は、医師不足を補うため、早朝から深夜まで身を粉にして働いている。

「給与もかなり高めで設定していますが、それでも医師は来てくれません。なぜ、そこまでして医師を探すかというと、次のような実態があるからです。

私は、800人の外来患者を受け持ち、かつては70人くらいの入院患者を担当していましたが、この人死ぬんじゃなかろうかと言って、同僚医師たちが負担を分けてくれました。

※2次医療圏は都道府県の中でいくつかに区切った圏域。基本的には救急も含め、域内の病院で医療を賄えるように完結できるものとして位置づけられる。原則的に1次医療圏は市町村単位、3次医療圏は都道府県単位。北海道は広いので3次医療圏も6つに分けられる。

さらに、昨年亡くなった副院長の代わりに、彼が担当していた50人の透析患者の透析も主治医として受け持っています。私は、院長と病院の管理者を兼務しておりますから、事業管理と院長としての事務仕事もいろいろあります。

無茶苦茶な話なんですが、どう考えてもやりすぎなんですが、これが北海道の田舎の公立病院の現実です。医師を探しているのですが、来てくれないので仕方ありません」

コロナ不況でタクシー会社は夜間営業を廃止し、病院への足がなくなる

院長みずからこれほど働いていても、ふだんからギリギリなんとか赤字をまぬがれる程度。そこへやってきたコロナ禍——。士別市立病院も例外ではなく、コロナのせいで経営状況が悪化している。

「私どもの病院がある上川北部医療圏では、新型コロナ患者が出たら、感染症病床がある隣市の名寄市立総合病院に入院することになっています。ただし、今のところコロナ疑いの患者は数十人いましたが陽性者は一人も出ていません（２０２０年6月取材当時）。それでも、外来は２０２０年の3月から5月の3カ月で1千万円ずつマイナスになっています」

つまり、新型コロナ患者を受け入れている病院だけが赤字というわけではないのだ。それには、こんな理由があった。

「うちの病院の救急外来にも〝コロナ疑い〟の患者さんは運ばれてきます。そういった患者さんに

は、完全防護で診察とＰＣＲ検査を行い、結果が出るのを待ちます。コロナと確定しないと名寄市立総合病院に搬送できないからです。じゃあ、結果が出るまでの間はどうするか。うちには隔離病棟なんてありませんから、一つの病棟の半分を潰して分厚いビニールで覆い、そこにコロナ疑いの患者さんに入院してもらわないといけない」

本来、数人入院できるはずの病棟でも、コロナ疑いとなれば入院できるのは一人。その分、病院の報酬は減ってしまう。

「担当する看護師は一日中、防護服を着て看護にあたりますから、防護服が何枚も必要になります。さらに、感染のおそれがあるので他の病棟では看護できません。だからますます人手も足りなくなりました。看護師を増やすと、また経費もかかります」

士別市立病院は60年以上赤字が続いていたが、ここ数年さまざまな経営努力をすることで、やっと3年連続で黒字になっていたという。その過程で、看護師の数も減らしていた。

「ただでさえギリギリの看護師数で回していたのです。そこへ、コロナ疑いの患者を引き受けるとなると、人が足りません。とくに夜勤が困った。

コロナ疑いの患者が入院したら、夜勤を一人増やさないといけませんから。とはいえ、新しく来てくれる看護師もいないので、非番の看護師に急きょ出てきてもらって対応するしかありませんでした」

コロナ不況は、こんなところにも影響を及ぼしている。

「じつは、うちの地域に一つしかなかったタクシー会社も、コロナの影響で客が減り夜間の営業をやめてしまいました。いままでは、夜間救急で来た患者さんで入院の必要がない方はタクシーで帰宅されていたのですが、それができなくなった。

仕方ないので、タクシー会社にお願いして、夜間必要になった場合に病院から連絡してクルマを出してもらうことにしました。それが北海道の田舎の現実です」

長島院長は、こうした状態が1年も続けば、経営破綻する病院も出てくるだろうと危惧している。

外部スタッフにコロナ対応で雨ガッパが配られそうに

——地方独立行政法人大阪市民病院機構十三市民病院　委託会社勤務　Aさん

医療崩壊は、病院の委託業者にも犠牲を強いた。2020年4月、大阪市の松井一郎市長の一声で、突然「コロナ専門病院」になった十三《じゅうそう》市民病院（大阪市淀川区）。この十三市民病院で、滅菌作業の仕事を請け負っていたAさんは語る。

「私は、2020年9月末までサクラヘルスケアサポート（以下、サクラ）という医療関連の業務請負会社の契約社員でした。サクラは、十三市民病院と直接契約していて、院内の手術器具などを滅菌、管理する業務を請け負っています。

私の仕事は、滅菌作業員として十三市民病院の滅菌部に毎朝出勤し、医師が手術で使った器具やはさみなどを洗浄、滅菌してまた使えるように管理するのが仕事です。そのほか、手術前に医師らに手術用ガウンを着せたりもします。どの科の医師が、どんな器具を使うかなど、頭に入れて管理しておかないといけません。資格職ではないけれど、病院ではなくてはならない仕事ですから、誇りを持って取り組んでいました」

Aさんは、イギリスで16年間看護師として働いていたが、母親の介護のために2016年に帰国。イギリスでの看護師資格は日本では使えないので、医療関連企業で働くようになった。

滅菌作業は、衛生管理のうえで欠かせない重要業務だが、ほとんどの病院は、こうした仕事を委託業者に任せているという。ところがコロナ禍で、Aさんのような委託社員は大きなリスクにさらされた。

大阪市の松井一郎市長が、突然、十三市民病院をコロナ専門病院にすると発表したことが発端だった。ちなみに十三市民病院は病床数263床の総合病院。2014年に独法化されて地方独立行政法人大阪市民病院機構十三市民病院に生まれ変わった。

「忘れもしません。2020年4月14日です。私たちが、もう仕事が終わって着替えようとしているときでした。同僚の女性が更衣室に入ってきて、こう言ったのです。『松井市長が十三市民病院をコロナ専門病院にすると言い出したよ。私たちの仕事がなくなるかもしれない……』

十三市民病院で働いているにもかかわらず、私たちは何も知らされていなかった。テレビの報道を見て知ったのです。ほんとうに驚きました。

コロナ専門病院になったら手術はなくなります。私たちは手術器具を滅菌する作業員なので、コロナ専門病院になって手術がなくなったら仕事もなくなってしまう。最悪の場合、サクラが病院から撤退させられることもあるのではと心配しました」

4月14日といえば東京、大阪などに政府の緊急事態宣言が発出されてちょうど1週間後。大阪府は、前日の感染者数24名から、14日は59名と感染が急拡大している局面だった。その後、病院内は大混乱に陥った。

「5月1日でコロナ専門に変わるというので、準備に1カ月もないわけです。病院は、間に合わせるために、どんどん患者さんを転院させていました。それにともなって重要な手術もできなくなりました」

松井市長の突然の発表から約半月後の5月1日、十三市民病院は正式にコロナ専門病院として始動した。Aさんらは解雇されることはなかったが、雇い主のサクラから「なるべく有休を使って休むように」と言われたという。

「雨ガッパで仕事をさせないで」と松井大阪市長に直接訴える

「コロナ専門病院になっても緊急手術が入る可能性があるので、私たち滅菌作業員は、病院に出勤して待機することになったのです。でも、ふだんどおりの人数はいらない。だから、交代で有休をとるように命じられました。でも、こちらの都合じゃないのに有休を使うなんておかしいでしょう。私は拒否しましたけど、他のスタッフは有休をとって休まされているような状態でした」

そのうえ、仕事中のリスクは同じにもかかわらず、正社員との待遇の差が歴然とあった。

「病院のキャビネットの中には、たくさんのサージカルマスクの在庫があるのに、私たち委託業者は一日1枚しか配られない。医師や看護師には、もっと配られていたと思います。足りないなら、雇用主のサクラが購入して配ってくれたらいいのに、私が何度もお願いするまで、それもしてくれませんでした。

そうしたリスクが高い環境にもかかわらず、医師や看護師にはコロナの〝危険手当〟が付くのに派遣や委託業者の私たちには付かないのです」

松井市長は4月17日、新型コロナの患者を受け入れている十三市民病院や市立総合医療センターの医師や看護師に、一日あたり４０００円の〝危険手当〟を支給すると発表した。しかし、Aさんのような委託スタッフは例外だったのだ。

「私たち委託のスタッフだって同じ人間なんですよ。滅菌だって、リネンだって、警備、受付、事務、ぜんぶ委託スタッフです。同じように感染のリスクがあるのに、なぜ委託スタッフには危険手当が付かないのでしょうか」

Aさんが憤りを感じていたところに、追い打ちをかけるニュースが飛び込んできた。

「あの〝雨ガッパ〟です。松井市長は2020年4月半ばに、医療用ガウンが足りないからと市民にカッパの寄付を呼びかけました。30万着も集まって美談みたいに紹介されていましたが、実際はリスクが高くて医療現場では使えません。

雨ガッパは袖口があいているし、着脱時にウイルスが付着するおそれがあるからです。でも、その雨ガッパを看護助手や清掃の人たちにだけ着せようとしていた。これは、十三市民病院に勤めていた派遣の看護助手から聞いた話ですが『1週間にサージカルマスク2枚と、雨ガッパを配るからそれで仕事をしてくれますか』と、病院から聞かれた、と。

その人は、『わたしは怖くてできない……』と泣いていました。結局、辞めてしまったようです。私が大阪市の健康局に問い合わせたところ、『医師や看護師には医療用ガウンを配るが、清掃やヘルパーにはカッパを配る』と言っていました。私は頭に来た。こんなのは職業差別でしょう。バカにするのもいい加減にしろ、と」

Aさんは5月11日、こうした大阪市の対応を腹に据えかねて、コロナ禍で仕事を失った人たちとともに市役所に出向いて抗議を行った。

大阪市には、それまで何度か「病院の委託業者にも危険手当を払ってほしい」「雨ガッパで仕事をさせないでほしい」という申し入れをしていたが、返答がないままだったという。
「私はその日、『雨ガッパで仕事をさせるな』という怒りを伝えたくて、あえてオレンジ色の雨ガッパを着て大阪市役所に行きました。そしたら、たまたま記者会見中の松井知事がいた。これはチャンスだと思って直談判したのです」
そのときの映像が、いまでもYouTubeで見ることができる。Aさんは、オレンジ色の雨ガッパに身を包み、頭にはブルーの医療用キャップ。〝委託〟というボードを手にしながら松井市長にこう叫んでいる。
Aさん　「マスクを買ってください」
松井市長「買いました」
Aさん　「委託の人にも配ってください」
松井市長「配りました」
Aさん　「配られていません」「カッパで仕事をさせないでください！」
松井市長「なにもないよりもましです！」
松井市長は、このあとすぐ、その場を去った。
その後、Aさんは大阪市に異議を伝え続けることで、状況は少し改善した。その顚末は7章でお伝えしたい。

どんどん病院が潰れる時代に

外部スタッフだけをないがしろにするような扱いは決して許されることではない。いっぽうで病院の経営はコロナ禍で厳しくなっている。

日本病院会などの3団体が2020年6月に公表した「新型コロナウイルス感染拡大による病院経営状況緊急調査」によると、全国約1400の病院の4月の医業収入を見ると、前年4月と比べて赤字の病院が22・3ポイント増加。全体の3分の2にあたる66・7%の病院が赤字になった。特にコロナ患者を受け入れまたは、受け入れ準備をした病院でいうと、8割以上(82・1%)が赤字になっている。

本章の冒頭に登場した大泉生協病院の齋藤院長は、こう話す。

「4月のはじめに、8時間半もかかって新型コロナ患者の搬送先を探したというお話をしましたが、そのときの診療報酬は、わずか5万1090円でした。ケアにあたったスタッフは、医師5人、看護師3人、放射線技師二人、検査技士一人、感染担当薬剤師一人、事務数人の合計15人以上ですよ。これだけかかわってそれで5万円ちょっと。

うちも大赤字です。診療控えで一般外来患者が減ったことや、健康診断が延期になったことも大きいですね。そのうえ、エプロンやアルコールなど感染対策のための出費はかさむ一方ですし。2020年3~4月は合計で、2000万円以上の赤字、5月はひと月で約2200万円と、赤字が拡大しました」

厚労省は２０２０年5月、新型コロナの重症患者、中等症患者を受け入れた医療機関に対し、診療報酬を3倍に引き上げると発表した。しかし、齋藤院長は「ほとんどの赤字病院にとって焼け石に水だ」と切り捨てる。なぜなら、重症・中等症患者を受け入れられるのは、ひと握りの大病院だけだからだ。

「うちのように発熱外来でコロナ患者を診ている病院や、軽症者を受け入れている病院に加算はほとんどありません。これでは赤字が拡大する一方です。いま緊急に必要なのは赤字に対する補塡です。

厚労省は、人工呼吸器を新たに設置した病院には、いくら補助するとか、そういうことも打ち出していますが、結局、病院が出費しないと補塡されないので赤字は解消されないのです。ならば融資しますよと言いますが、借りても返済できる自信がないですよね、こんな状態では」

政府は、新型コロナウイルスに対応するため、２０２０年度の第二次補正予算の予備費として、10兆円を確保した。さらに２０２０年11月には同じく10兆円規模の予算を確保。しかし、多くの医療関係者が深刻な赤字の現状を訴えても、いまだ病院に対する補塡には、十分に振り分けられてはいない。

「実際に、感染が拡大してもコロナ患者の受け入れはできない、という医療機関も出てきていますよ。大赤字だから。このままいくと、どんどん潰れる病院が出てくるでしょうね」

政府がしっかり条件を整えれば、医療機関は患者を受け入れる

齋藤院長は、日本政府があまりにも医療従事者の〝頑張り〟だけに頼りすぎている、と苦言を呈する。

「大赤字でも、眠る時間がなくても、それでも医療従事者は、頑張ってしまうのです。バカなんですね……ある意味で（笑）。使命感を持っているから、我々が診なければ誰が診るんだ、と。そう考えている医療従事者は多い。だからこそ、政府がしっかり条件さえ整えれば、多くの医療機関がちゃんと患者を引き受けます。しかし、診れば診るほど赤字になるのでは、そうしたくてもできません」

コロナが収束しても、病院が潰れて通う病院がなくなったら苦しむのは、我々患者だ。そのような、一度崩れたら後戻りできないような医療崩壊も視野に入ってくる状況にもかかわらず、政府は、赤字に苦しむ医療機関にも持続化給付金や無利子の特別貸し付けなどを行っている。しかし、手続きが煩雑なうえ、貸し付けに至っては当たり前だが、いずれ返済しなくてはならない。

「コロナ禍がいつまで続くかわからないなかで、こうした制度を利用するのに二の足を踏んでいる医療機関も多いと聞きます」

と齋藤院長は話した。

次章では、本田先生の解説により医療費抑制の歴史をたどる。

第2章

繰り返されてきた医療崩壊

本田 宏

「医療現場の劣悪な環境。
誤解を恐れずに言えば、
こんなに忙しくて少ない人数で働いていれば、
医療事故がいつ起きてもおかしくない、
と考えざるを得なかった」

「感染症学会」11年前の警鐘——日本には感染症専門医がそもそも足りない

２０２０年の春、新型コロナウイルスの感染拡大が始まって以来、「医療のひっ迫」、「医療崩壊」といった言葉を、ニュースで毎日のように耳にするようになりました。しかし、私に言わせれば、日本の医療崩壊は今に始まったことではありません。

感染症に関しても、こんな事例があります。２０１０年に帝京大学の医学部付属病院で、抗生剤が効かない多剤耐性菌による院内感染が起き、入院患者9名が亡くなったという痛ましい出来事があったのです。

私は当時、新聞紙上でこんな指摘をしました。

「帝京大病院は感染症対策の専従職員は一人しかおらず、担当の医師、看護師も一人ずつ。同病院はこの件で保健所への報告も遅れたが、この耐性菌はその後、都内数カ所の病院でも検出されていった。この事例は一大学病院に限った特殊例ではない」と（毎日新聞２０１０年9月17日）。

この院内感染の背景には、日本の感染症専門医が不足している問題があげられます。日本感染症学会（以下感染症学会）は、３００床規模以上の医療機関（約１５００）には、感染症専門医が常勤すべきで、専門医の数は３０００人から４０００人が適正だという見解を出していたのです（２０１０年）。

しかし２０１０年4月の時点でその数は１０１５人しかいませんでした。このため地域の中核病院の多くで感染症専門医が不在でした。ちなみに日本感染症学会のホームページによると、

2020年1月現在で専門医の数は、1560人。学会の言う適正数には、今でも程遠い数です。

それどころか、日本政府は［図表5］にあるように、1996年に1万床あった感染症の病床数（病院にあるベッド数）をどんどん減らしてきたのです。2018年には1882床とわずか5分の1に激減しました。結果的に専門医師やスタッフの不足もあって、今回の新型コロナウイルスの急激な蔓延に対応できませんでした。

日本全国の病院は混乱をきたし、院内感染の嵐に。11年前の〝警告〟を生かすことはできなかったのです。感染症学会がホームページで声明まで出しているのに、数年に一度、世界中で蔓延する感染症に対応する人材、予算が充分に与えられてこなかった。これは一般病院も含む話ですが、もっととんでもない話があります。

感染症治療の最後の砦である感染症指定医療機関にも専門医がいないということが、今回、明らかになりました。

感染症学会は2020年7月16日に日本政府と全国知事会あてに「感染症診療体制充実と人材育成に関する要望書」という書類を出したのです。

この中で感染症学会は、新型コロナウイルス感染症を診療する第二種感染症指定医療機関のうち、「感染症専門医」が勤務するのは、28・5％に過ぎないとしています［図表6］。全国に351ある施設のうち専門医がいるのはわずか100施設。現在の日本が新しい感染症にきわめて脆弱だったことが明らかになったと記しています。

［図表5］激減してきた感染症病床数

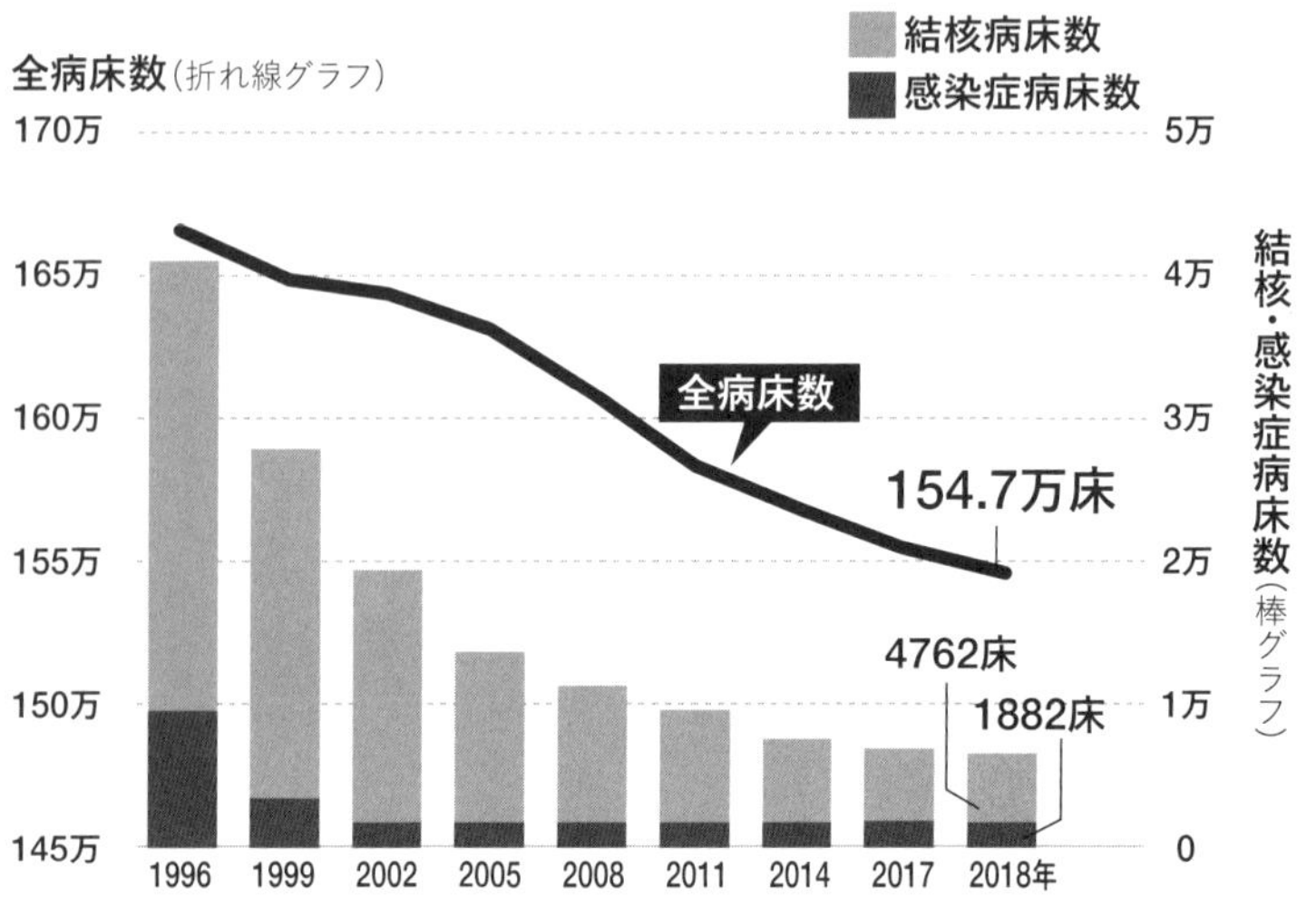

厚生労働省資料より

［図表6］意外に少ない……感染者指定医療機関における感染症専門医の在籍率

	特定・第一種感染症指定医療機関	第二種感染症指定医療機関	感染症専門医数
2020年	77.2%（44／57施設）	28.5%（100／351施設）	1560名
2014年	66.7%（28／42施設）	22.9%（76／332施設）	1187名

（日本感染症学会調査）

※第二種感染症指定医療機関：感染症病床を有するもの、結核病床のみは含まない
2020年：専門医数（2020年6月12日現在）、指定医療機関（2019年3月31日現在）
2014年：専門医数（2014年1月29日現在）、指定医療機関（2013年4月1日現在）

感染症学会は、今後も必ず出現する別の新たな感染症に備えるために、専門医を指定医療機関に配置することを求めています。

私に言わせれば、現代社会の感染症に対するもろさを嘆く前に、指定医療機関にすら専門医がいない日本の医療体制の脆弱さに大いなる危機感を持つべきだと思います。今度こそ、日本政府は専門家である感染症学会の警鐘に耳を傾け、専門医を増やしていく必要があるでしょう。

病床を確保しても、医師が足りなければ治療ができない

もっと言わせていただければ、日本は集中治療の専門医も足りないんです。日本には約1800人いるということになっていますが、人口8000万人のドイツには8000人の集中治療医がいるんです（『週刊医学界新聞2020年7月20日』藤田医科大学医学部麻酔・侵襲制御医学講座主任教授・日本集中治療医学会理事長の西田修氏インタビューによる）。上記インタビューで西田先生は、集中治療医は最低でも4500人は必要だという試算があると述べています。

しかし、日本の人口は約1億2000万人。ドイツ並にするとしたなら日本には1万2000人の専門医がいないといけない。1万人も少ないんです。

ここで私が何を言いたいかというと、日本では医療体制の指標としてベッド数だけが注目されるということです。報道でも、病床数を増やせと言いますが、治療する専門家がいなくちゃダメなんです。ラーメン屋さんに今日からフランス料理を作れと言っても無理です。それは逆もまた同じで

す。今の医療機関のスタッフが努力不足と言っているわけではありません。専門の医師やスタッフもいないのが、日本の医療現場だと言っているのです。

その根底には医師の絶対数不足がある。もちろんベッド数も問題があります。[図表7]のように日本は重症者に対応するＩＣＵのベッド数が少ない。日本は医師も看護師も少ないから重症者用のベッド数も増やせないんです。集中治療医も少ないんですから。

いっぽうで日本は急性期のベッド数は多い。第5章で詳しく取材しているように、そのベッド数を削ろうと地域医療構想が進んでいますが、[図表8]を見てください。ベッド数が多い韓国やドイツは新型コロナで死亡者が比較的少ない。ベッド数が少ないアメリカは多いでしょう。

困ったときに入院できるベッドがあるということが、大事です。ある程度余裕は必要でしょう。今回の新型コロナ危機は、安直にベッド数を減らすという今の政策が誤っていることを示しています。世界と比較して不足する医療従事者をちゃんと増やして、いざというときに対応できる医療体制に転換すべきではないでしょうか。

新型コロナでＰＣＲ検査を増やさないのは、医療費を増やさないため？

感染症学会が専門医を増やしてほしいと要望を出し続けてきたのに、なかなか増えてこなかった現実を述べました。

このような話、どこかで聞いたことがありませんか？　そう、新型コロナウイルスの患者数が増え

［図表7］人口10万人あたりの各国ICU病床数

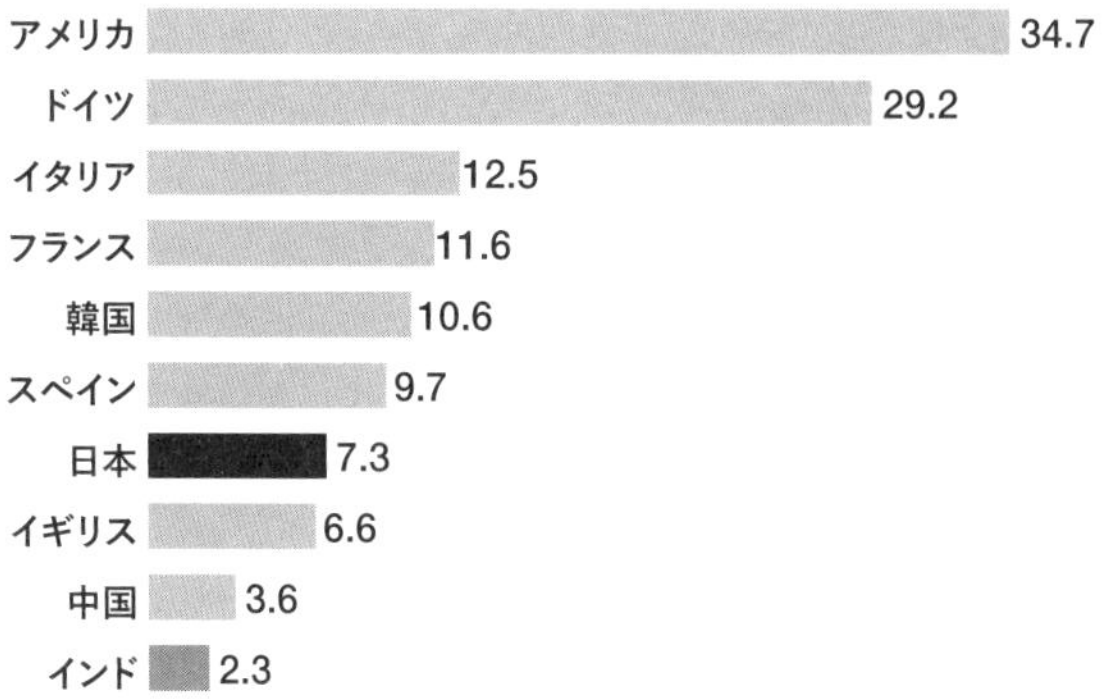

出典：National Center for Biotechnology Information, Intensive Care Medicine(journal), Critical Care Medicine(journal)

［図表8］人口1000人あたりの各国急性期病床数

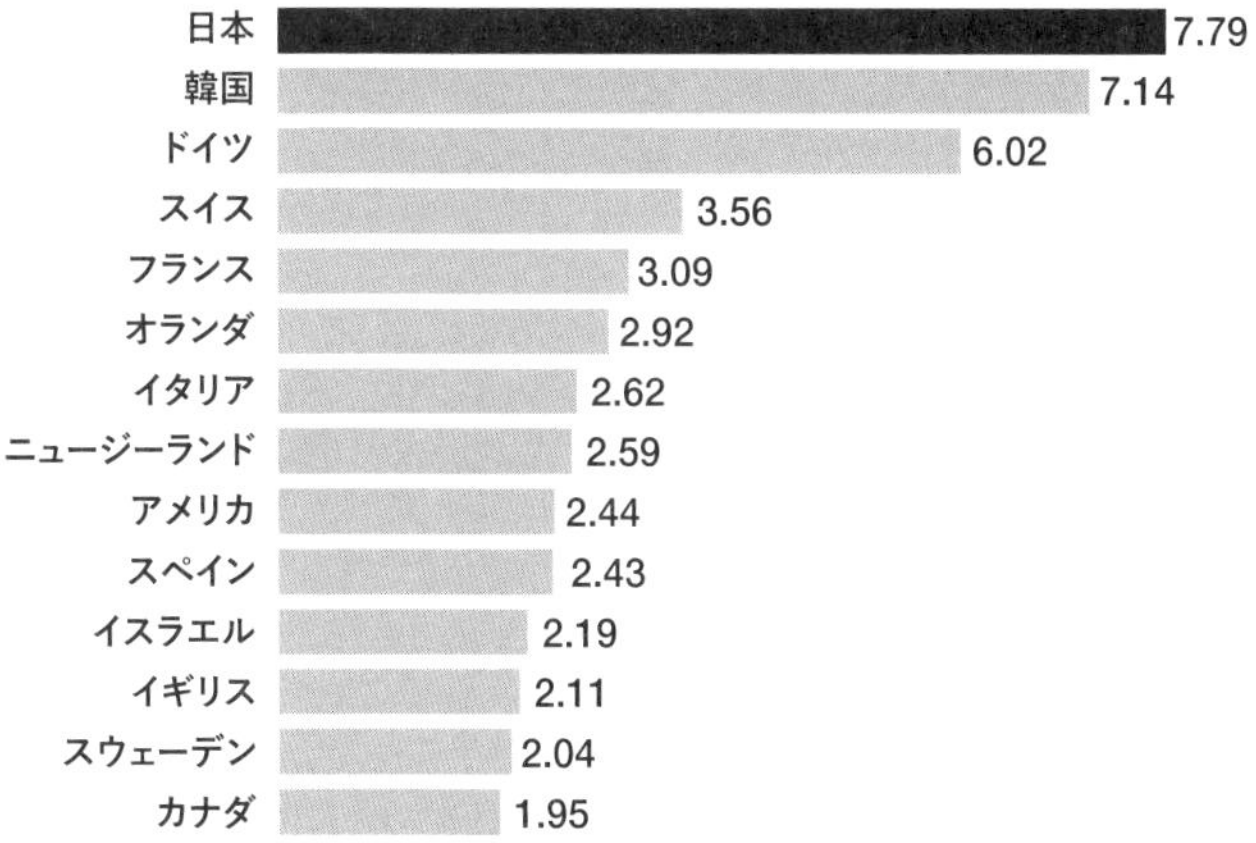

出典：2019OECD資料より

続けるなか、世界で感染拡大を抑える手段として実施されているPCR検査（ウイルスに含まれる特定の遺伝子を増やして調べる検査方法）のケースと一緒です。

新型コロナウイルス感染の第1波や第2波が日本社会を襲ったときも、日本政府は十分に検査数を増やそうとはしませんでした。大量検査で感染状況をできるだけ正確に把握して対策を講じようとした世界の事例があっても、専門家・医師による検査を拡大すべし、との声が高まっても政府はいっさい揺るがなかったのです。

これには「医療費亡国論」が影響していたと私は見ています。私は、この章で、日本の医療をひっ迫させる諸悪の根源と言っていい「医療費亡国論」がいかに日本人の命を脅かすことになっているか解き明かしていきたいと思います。

この議論の目的は、医療のみならず、経済優先で命や人間の尊厳を軽んじる〝新自由主義〟的な社会に歯止めをかけるためです。

「医療費亡国論」の話に移る前に、医師不足について少し述べさせてください。医師不足もその根底に「医療費亡国論」があります。医師不足は感染症や集中治療分野にとどまりません。私は日本の病院勤務36年の経験から、日本の医師不足の問題を痛感し、その問題を長年訴えてきました。

4ページの【図表1】ＯＥＣＤ（経済協力開発機構）加盟の先進国平均の医師数をもう一度、見てください。日本は、ＯＥＣＤ平均より13万人も少なくなっています。日本は医師の数が圧倒的に足りていないのです。

医師の絶対数不足を訴えると医師は不足ではなく偏在だ、地域によって偏りがあるだけだと反論を受けます。読者の皆さんも医師が足りないなんて実体験として感じたことがない、という方もいらっしゃるでしょう。

実際に地域によって医師の数に偏りはありますが、39ページにある都道府県別の医師数の**［図表3］**を見ると、人口あたりの医師数がいちばん多い徳島県でもOECD平均よりも少ないんです。あとで詳しく述べますが、医師の〝超〟長時間労働も医師不足の弊害です。それは医療の質だけではなく患者さんの安全に跳ね返ってくるものですし、私は日本の医療全体の問題の象徴だと考えています。

「医療費増加が国を亡ぼす」の間違い

さて、「医療費亡国論」ですが、これは1983年に厚生省（当時）の保険局長だった吉村仁氏が書いた論文で使われていたフレーズです。

それは、雑誌『社会保険旬報』の1983年3月11日号に「医療費をめぐる情勢と対応に関する私の考え方」というタイトルで発表されました。

吉村氏は医療費の増加は財政再建、行政改革のうえでも、租税・社会保障負担のうえでも最大の問題の一つであるということを書いています。また、国鉄、米価、年金、防衛費などとならんで、国政の最重要課題であると強い危機感を表明しています。

この考えは、１９８１年から始まったいわゆる土光臨調（第二次臨時行政調査会）の流れを汲んでいます。臨時行政調査会会長を務めた、当時、経団連の名誉会長だった土光敏夫氏は、「米」「国鉄」「健康保険」を日本経済の足を引っ張る３Ｋとしたのです。

この論文の内容は大きく分けて３つありますが、その一つめは、高度経済成長が終わった日本においてこのまま社会保障費が増えれば、社会の活力が失われる、このまま医療費が増え続ければ国家がつぶれる、という考えです。この部分を吉村氏は「医療費亡国論」と称しました。社会保障負担率が上がっていくと、西ドイツ（当時）、イギリス、スウェーデンのような先進国病に取りつかれて四苦八苦することになると書いています。

二つめは、投入している医療費すべてが国民の健康の維持増進につながっていないのではないかという「医療費効率逓減論」というものです。治療中心の医療より予防・健康管理、生活指導などに重点を置いたほうがより効率的に医療費を使えるという考えです。

三つめは「医療費需給過剰論」というもの。医学部一県一大学政策もあって、近い将来医師過剰が憂えられる、病床数も世界一と多い、高額医療機器導入数も世界的に高い水準にあるといいます。医療の供給は過剰である。需要のほうでも患者は病院に通いすぎる、在院日数も世界一で、挙げ句の果てに病院のサロン化、医療機関のハシゴといった事態に陥っていると嘆いています。

現在に至るまで、結果的には医療政策に大きな影響を与えることになる「医療費亡国論」ですが、反論すべきところは多々あります。

まず、医療費など社会保障費が増大すると社会の活力が失われ、国家がつぶれることになるという、医療費が国を亡ぼすという考えについてです。

社会の活力の指標としてまず頭に浮かぶのはＧＤＰ（国内総生産）でしょう。〝先進国病〟と批判されたドイツ（当時は西ドイツ）、イギリス、スウェーデンの経済はその後、どうなっているでしょうか。

最近5年（２０１5年～２０１９年）のＧＤＰ成長率の平均を見てみましょう。

ドイツは5年平均でＧＤＰ成長率１・63％、イギリスは１・79％。ドイツもイギリスも医療にかかる国民の窓口負担は原則ゼロです。高福祉高負担で有名なスウェーデンに至っては成長率２・46％です。医療費を増やせば社会の活力が失われると、必要な医療費を増やしてこなかった日本の最近5年間のＧＤＰ成長率は０・97％です。

日本の経済成長率が上がらない原因は、広がる一方の格差にあるのか、安倍前政権の〝お仲間ファーストの政策〟にあるのかはわかりませんが、医療費の過剰な抑制は功を奏しませんでした。

二つめの予防や健康管理などに医療費を使ったほうが効率的だという提言ですが、皆さんはその後導入されたメタボ健診を含めてご自分で健康には気を付けていると思います。新型コロナのマスク着用をみれば一目瞭然です。国は何も有効な対策を打ち出していません。自分の身は自分で守るしかないと思って、予防を実践していると思います。

三つめの医療の需給の過剰についてです。まずは「医師が多すぎる」という、供給の過剰から反論しましょう。医師が増えればその分、医療の実施が過剰になり国が負担する医療費が増えるということで、その後、医学部の定員の削減が実行されていきます。その結果、この後、読者の皆さんがいやというほど事例が出てきますが、慢性的な医師不足が続くことになってしまいました。

医療費に関しても後で詳しく述べますが、政府の負担は国際的に見て決して多くはありません。「世界に誇る国民皆保険制度」という言葉に騙されて国民負担は少ないと思っている方は多いようですが、それは間違いです。

病床数は全体で見ると世界でも多いのですが、高齢化が進む日本で、今回のコロナ禍のようにいざというときに足りるかといえば、疑問があります。

「病院のサロン化」など、需要の過剰について言えば、一時期、病院がお年寄りの寄り合い場になっているという非難もありました。しかし、新型コロナウイルスの蔓延で診療控えが進み、赤字の病院や診療所が増えている現在、そんな姿は、今や見る影もありません。

これからも医師を減らそうという動きが

そもそも本来、必要な医療費を確保して国民の健康を守るはずの当時の厚生省の幹部が、なぜ自分の仕事を否定するような論文を書いたのでしょうか。私が講演でこの話をすると「官僚は公僕ではないんですか?」とよく聞かれます。なぜ厚労省は、国民を守るための医療体制を築くために、予算の獲得に全力を尽くさないのでしょうか、という意味だと思います。

残念ながら、日本の役人は、国民のほうを向いて仕事をしているわけではありません。

ポイントは医療費抑制の論文を書いたのは、国家の財政を握る当時の大蔵省の官僚ではなく、厚生省の官僚だということです。官僚にはヒエラルキーがあって、いちばん上位にあるのが現在の財務省（当時の大蔵省）。厚労省の官僚も財務省の意向に逆らう政策はとれず、逆らったら出世もできないのです。『医療費亡国論』を書いた吉村氏は53歳の若さで厚生省（当時）のトップ、事務次官にまで登り詰めました。

もっと言うと「人命より財政」というのは明治時代から続いている近代日本政治の本質なのかもしれません。明治初期、日本政府はいち早くドイツ医学を採用し、近代国家建設の目的にそって、官立（国立）・公立病院の建設がすすめられました。

明治10年（１８７７年）時点で日本の病院数は官立7、公立64、私立35にまで増えました。しかし、同年に起こった西南戦争による激しいインフレとそれを抑えたあとのデフレによる財政の行き詰まりからほとんどの県で公立病院が閉鎖されます。

その後、公立病院も増えていきますが、私立病院の設立が一気に進みます。明治21年（１８８８年）の時点で国公立病院が２２５に対し、私立病院は３３９に。医療は「公」が担うという欧米とはまったく逆の現象が起きました。

財政の悪化で医療費を削減するという流れは今も変わっていません。６ページの［**図表2**］を見てください。

人口10万人あたりの医学部卒業生数は6・8人で最下位です。OECD平均の約半分、お隣の韓国より少ない。これでも「はじめに」で書いたように将来は人口が減少するという理由で、2023年度から医学部定員の削減が行われようとしています。こうして国家が医療費をケチるツケは国民に回ってくるのです。

医療事故がいつ起きてもおかしくない劣悪な環境

医師不足により、いかに医療にしわ寄せが来るか、いかに患者さんの治療に支障が出るかということを広く知らしめるためには、現場から発言しなくてはなりません。しかし、現場の医師がそのようなことを発言する機会はほとんどありません。

私がなぜこのような活動をするようになったのか、まずは、私の医師としての経歴から話さなくてはいけませんね。

私は1979年に弘前大学医学部を卒業しました。その後、臓器移植のスペシャリストを志して、東京女子医科大学病院腎臓病総合医療センターに異動しました。その後は、日本に肝臓移植を導入するためアメリカ医療視察や動物実験などに邁進していました。当時は医師不足の「ふ」の字も知りませんでした。

私の目が開かれたのは、大学を卒業して10年後の1989年に埼玉県にある済生会栗橋病院に、外科部長として赴任して初めて外科の責任ある立場に立たされてからでした。

地域中核病院の外科の責任者として働いてみて、初めて実感できたことがあります。それはたった3人の外科医で365日24時間働くことを余儀無くされた医療現場の劣悪な環境でした。こんなに忙しくて少ない人数で働いていれば、医療事故がいつ起きてもおかしくない、と肌で感じたのです。

日本の病院の医師は、外来で患者さんを1日50人診るのは当たり前。内科だと多い人は80人から100人も診ています。町のクリニックの医師も大変だと思いますが、勤務医は外来診察以外にも手術や内視鏡などの検査、そして入院している患者さんの受け持ちもあります。さらに、院内の会議参加など多くの業務を課せられます。

私が栗橋病院に勤務して4年目にこんなエピソードがありました。1992年1月にブッシュ米大統領が来日したときのことです。〝パパブッシュ〟が、宮沢喜一首相主催の夕食会で体調を崩して倒れました。重病ではなく事なきを得ましたが、このとき、アメリカの政府関係者の間で、由々しきことがささやかれていたようでした。

米大使館員が「日本の病院に入院しないことが決まって心底胸をなでおろした」というのです。もし、大統領が重病で日本の病院に緊急入院していたらどうなったことか、と本気で心配していたというのです。

同じようなエピソードをもう一つ。1992年、アメリカの保健福祉長官のサリバン氏が日本の国立がんセンターを視察に来たときのことです。サリバン長官は、大部屋に寝かされた患者、ボロボロに疲れ切った医師たちを見て、衝撃を受け、こう言ったというのです。
「残念だが医師の犠牲と我慢の上に成り立っている制度は長くは維持できない。やがて崩壊する危険をはらんでいるだろう」と（アキよしかわ著『日本人が知らない日本医療の真実』幻冬舎メディアコンサルティング刊）。

ひっ迫した医療体制と、表面化した医療事故

〝ボロボロになった医師〟と見られていたことは知りませんでしたが、私の場合は人口10万人あたりの医師数が、いちばん少ない埼玉県の病院勤務だったことが、過重労働に拍車をかけていました。

医師が不足している地方の病院では大学病院から来てくれる若い研修医は貴重な戦力です。しかし、若手医師は自分の将来のために学ぶところの多い病院を研修先に希望します。外科の場合カギを握るのは手術で、手術が多く経験できない病院には若手が来てくれません。

そうなったら、大変です。手術は部長である私が指導して行います。胃がんや大腸がんなどの大きな手術では、術後の合併症に迅速で的確な対応が必要です。経験が少ない若い医師が手術後の処置まで的確な対応はできません。私は土日も休みなく病院に顔を出すようになりました。

それでも回復する患者さんやご家族の顔を見れば、やり甲斐を感じて頑張ってしまうんです。しかし今となって振り返ると、自分の子どもの成長を喜ぶ余裕もなかった自分の人生は何だったんだろうと思ってしまいます。

かなりグチっぽくなってしまいましたが、このようなギリギリの医療体制は、1992年にアメリカのサリバン保健福祉長官が危惧したように、「崩壊する危険」をはらんでいます。それが2000年前後になって一気に表面化しました。全国で医療事故が頻発し、報道をにぎわすようになりました【図表9】。

私は医師不足を肌で痛感していましたが、マンパワー不足を象徴していたのは2001年の東京女子医大と2011年の京都大学医学部附属病院で起きた2つの医療事故ではないかと考えています。医師だけでなく、臨床工学技士などのスタッフ不足も深刻な事故が起きる原因となったのです。

東京女子医大病院は当時心臓手術で有名で、2001年に起きた事件は大々的に報道されました。事故が起きた小児の心臓手術では、体外循環といって血液を体外に回すための人工心肺の不調で患者さんの脳に血液が回らなくなり、脳障害が起きてしまったとされたのですが、その装置を医師が担当していたのです。欧米であれば専門の技士が行う業務を医師が担って起きた事件でした。

2011年に京都大学医学部附属病院で、肝臓移植後の50代の男性患者さんが死亡した医療事故も、専門の技士が不在で透析装置を医師と看護師が誤って操作したことが原因でした。夜間は技士がいない体制だったのです。2012年1月の報道によると、当時、京大病院の副院長は「医師が医療機器を扱うことに不慣れな場合もある。安全を確保するうえで、臨床工学技士の役割は極めて重要と考え、人数を増やす努力はしてきたが、すべての時間帯をカバーできていなかった」と話したそうです。

［図表9］2000年以降の医療事故、患者たらいまわし事例

年代	医療機関	内容
2001年	東京女子医大病院	患者の心臓手術中に人工心肺装置の事故が起こり、患者は2日後に死亡
2002年	慈恵医大青戸病院	前立腺がんの患者に対する腹腔鏡下手術後、患者は約1カ月後に死亡
2004年	福島県立大野病院	出産で帝王切開手術を受けた産婦が出血多量で死亡。医師は起訴されたが、のちに無罪
2008年	都立墨東病院	36歳の妊婦が激しい頭痛を訴えかかりつけ医を受診。脳出血が疑われたため、かかりつけ医は地域を管轄する都立墨東病院に搬送を要請したが、産科医不足で当直が一人しかいないことを理由に受け入れを拒否された。かかりつけ医は6施設に電話をかけたがすべて拒否。再度墨東病院に電話をし、受け入れられたが産婦は3日後に死亡。産科医不足がクローズアップされた
2010年～2014年	群馬大学医学部附属病院	腹腔鏡を用いた肝臓切除手術において、術後、8人の患者が相次いで死亡
2011年	京都大学医学部附属病院	男性患者が脳死肝臓移植手術を受けた。手術は成功したが、持病の腎不全の透析治療に使用していた透析器具を交換する際、本来使用していた血液ろ過器具ではなく、血漿分離器具を装着。患者は交換後約3時間後に血圧が低下し、その後、死亡。当時、医療器具を専門に扱う臨床工学技士が不在だった
2014年	東京女子医大病院	顎の下に腫瘍ができた男児に腫瘍の摘出手術を行ったが、この男児はその3日後に死亡。同病院の調査で、この男児に対しては小児への使用が禁忌とされている鎮静剤プロポフォールが大量に投与されていた

予算が比較的に潤沢なはずの京大病院でも、スタッフ不足による医療事故が起きたのです。医療機器がどんどん進歩する中、医療専門スタッフの不足が医療事故に直結することを物語っている例でしょう。

今回、新型コロナウイルスの重症患者の治療で注目を集めている、ECMO（体外式膜型人工肺）も臨床工学技士の存在が不可欠な治療なのです。

新型コロナ禍の前から過労死ラインの3倍で働く医師が日本では3千人以上

人手不足が招く最大の悲劇は、今まで述べた医療事故、そして医療の質の悪化だと思います。しかし、それと並んで深刻な問題は労働災害、つまり医師の過労死です。なぜ最初にあえて〝労働災害〟という言葉を使ったかというと、日本の医師の多くは労働者であるという意識が薄く、今も〝赤ひげ先生〟的な聖職者意識を当然として働いている人が少なくないからです。

現在もあり得ないくらいの〝超〟長時間労働が常態化しています。医師がここまで無理をしないと医療を維持できない現実こそ、日本ですでに医療崩壊が起きている証拠だと、私は思います。残念ながら、医師の過労死事件は後を絶ちません【図表10】。最近はなかなか表面化しにくいだけで、毎年、かなりの数の過労死事件が起きていると考えられます。

信じられないくらいの過重労働の実態は第3章に譲るとして、ここでは医療界でも進められようとしている「医師の働き方改革」を簡単に紹介いたします。

[図表10] 医師の過労死による労災認定例

1	**整形外科医**　急性心臓死('63年)→公務上認定('70年)
2	**院長代行**(60代)　急性心不全('87年)→公務上認定('92年)
3	**外科医**(20代)　急性心不全('90年)→公務上認定('97年)
4	**外科医**(29歳)過労自殺('92年)→労災認定('05年)
5	**産婦人科医**(35歳)　急性心筋梗塞('96年)→労災認定('99年)
6	**神経内科医**(40代)　大動脈解離('96年)→公務上認定('05年)
7	**麻酔医**(30代)　急性心不全('96年)→損賠勝訴('07年)
8	**小児科女性勤務医**(43歳)　くも膜下出血('97年)→労災認定('99年)
9	**関西医大研修医**(26歳)　急性心筋梗塞('98年)→労災認定('02年)、労働者として最 低賃金の保障('05年)
10	**整形外科医**(40代)　急性心筋梗塞('98年)→労災認定('03年)
11	**内科医**(40代)　過労自殺('98年)→労災認定
12	**内科医師**(53歳)　過労自殺('99年)→公務災害認定('04年)
13	**中原家のケース**(第3章・'99年)
14	**研修医**(20代)　過労自殺('00年)→労災認定('04年)
15	**内科医**(40代)　くも膜下出血('00年)→公務災害認定('06年)
16	**嘱託医**(30歳)　心肺停止('01年)→公務災害認定('03年)
17	**内科勤務医**(43歳)　突然死('01年)
18	**小児科勤務医**(31歳)　過労死('03年)→労災認定('07年)
19	**外科医**(40代)　急性心筋梗塞('04年)→労災認定('06年)
20	**研修医**(20歳)　心室細動('04年)→公務災害認定('06年)
21	**離島診療所歯科医師**(51歳)　過労死('04年)
22	**奈良の内科勤務医**(26歳)　過労死('04年)
23	**麻酔科女医**(20代)　過労自殺
24	**産婦人科医**(40代)　脳出血(生存)('06年)→労災認定('07年)
25	**女性研修医**(20代)　過労自殺→労災認定('07年)

2007.11.14 過労死弁護団全国連絡会議集約分など

［図表11］働きすぎの医師とその勤務時間

1 40%が「過労死ライン」超え！病院勤務医の週勤務時間とその割合

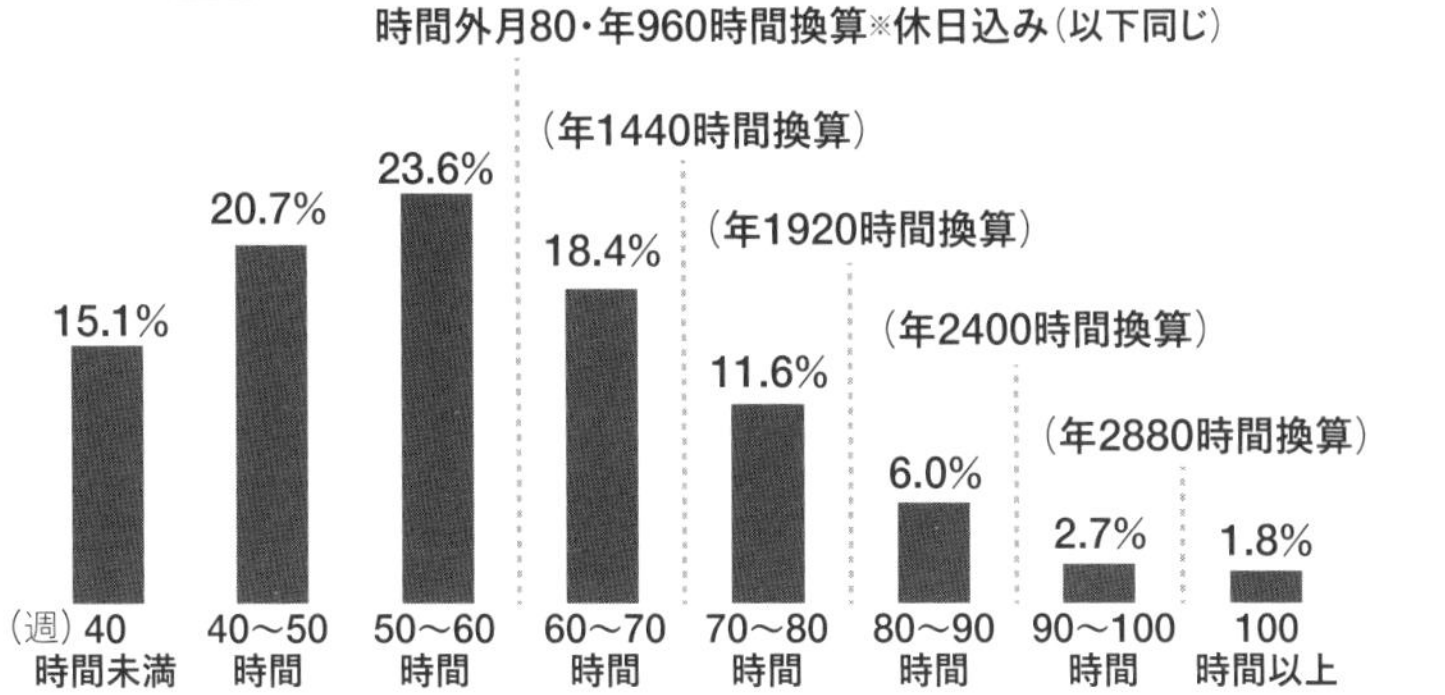

※「医師の勤務実態及び働き方の意向等に関する調査」（平成28年度厚生労働科学特別研究「医師の勤務実態及び働き方の意向等に関する調査研究」研究班）結果をもとに医政局医療経営支援課で作成。病院勤務の常勤医師のみ。勤務時間は「診療時間」「診療外時間」「待機時間」の合計でありオンコール（通常の勤務時間とは別に、院外に待機して応急患者に対して診療等の対応を行うこと）の待機時間は除外。医師が回答した勤務時間数であり、回答時間数すべてが労働時間であるとは限らない。

2「医師とその他専門職の年間就業日数の比較」

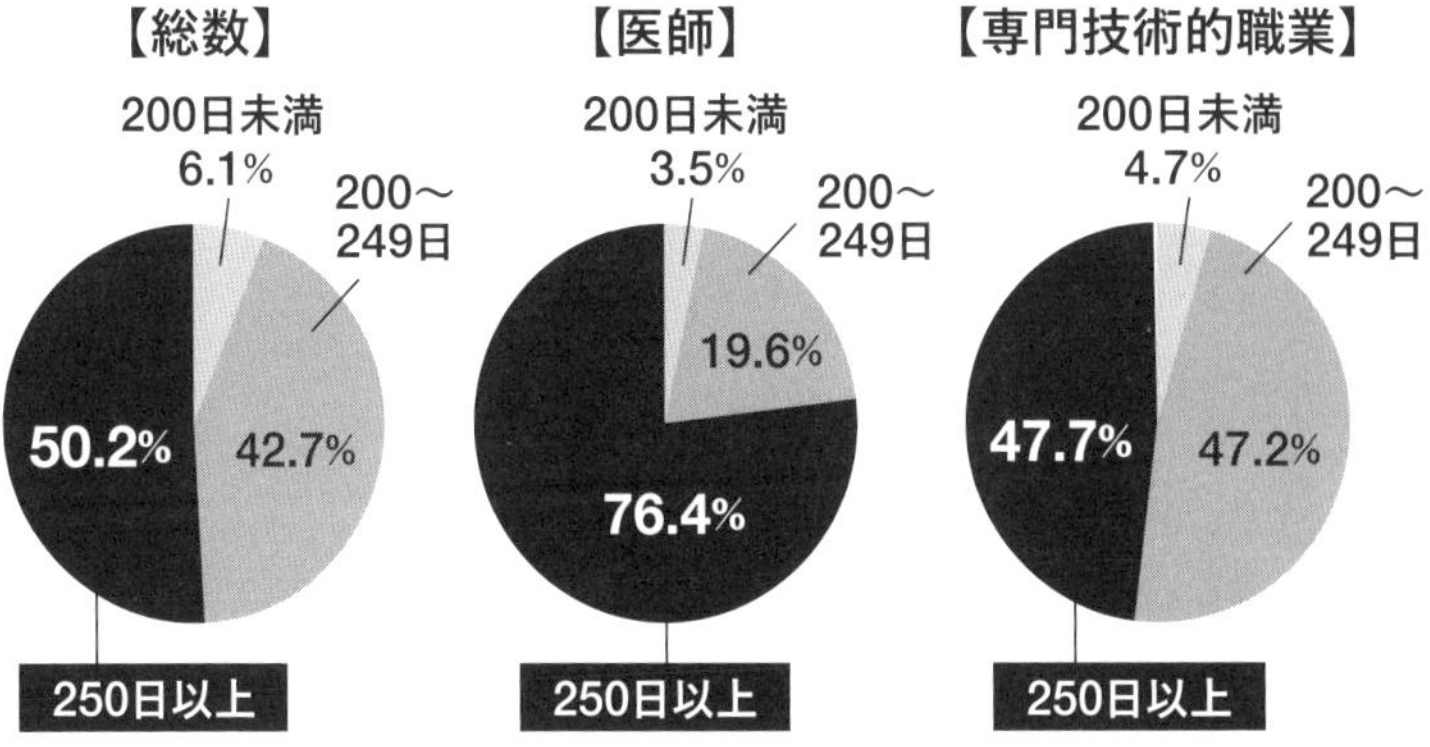

平成29年就業構造基本調査（総務省）。年間80日程度の休日（概ね4週6休に相当）の場合、年間就業日数は280日程度となる

広告代理店・電通の若い女子社員が過労死するなど、日本の労働者は先進国とは思えないくらいの長時間労働にさらされています。そんな状況を改善しようと２０１９年から日本全体で働き方改革が始まりました。２０１９年には大企業、２０２０年から従業員３００人以下などの条件に当てはまる中小企業でも始まっています。時間外労働の上限は、原則として月45時間・年間で通算３６０時間となっています。

時を同じくして、「医師の働き方改革」が検討され、〝改革案〟が提案されました。これがとんでもない代物なのです。

改革案の内容を問う前に、医師の労働実態を表すデータを紹介しましょう。２０１６年に厚労省が調査を行った「医師の勤務実態及び働き方の意向等に関する調査」で発表されたデータです。

この調査によると、過労死のリスクが高まる過労死ラインの時間外勤務、年間９６０時間（月の時間外労働80時間・週5日勤務で換算して毎日4時間以上の時間外勤務）を超える医師が全体の約４割に上りました。さらに過労死ラインの2倍になる、年間１９２０時間を超える時間外労働を強いられる医師が、なんと1割もいたのです［図表11］。病院の種類別で見ると、大学病院や救命救急機能を有する病院では、過労死ラインを超えて働く医師のいる病院の割合が8割を超えています［図表12］。

３６００人の病院勤務医が年間２８８０時間を超える、わけのわからないほどの長時間の時間外労働をしていることを示す驚くべき数字もあります（第17回医師の働き方改革に関する検討会「時間外労働規制のあり方について③」２０１９年1月21日）。過労死ラインの3倍、週5日換算だと連日12時間の時間外勤務です。この統計によると、約３６００人の医師がこんな働き方をしているということです。

「連続勤務時間の制限は28時間」で安全な医療は確保できる？

このような状況を変えようと政府や専門家の間で議論されてきたのが「医師の働き方に関する検討会」です

この最終報告が２０１９年の3月にまとめられました。しかし、これは医師の過重労働を根本から解決するには程遠いものでした。次のような水準の長時間労働が暫定的に認められてしまったのです。

２０２４年までは実態調査を行い、長時間労働を減らすための支援を行う。

［A水準］ ２０２４年4月からは、原則的に時間外勤務の上限を過労死ラインの９６０時間以下とする。

［B水準］ 地域の中核病院で一定の条件に当てはまるとして指定された病院に勤務する医師に関しては、時間外勤務の上限を年間１８６０時間とする。

［C１水準］ 同じく時間外勤務を年間１８６０時間まで認めるとして指定されるのは次の医師。大学医学部卒業後の2年間、医療現場で研修を行う初期臨床研修医や新専門医資格取得

を目指す専攻医。

［C2水準］ 指定された医療機関で、一定期間集中的に当該高度特定技能の育成に関連する診療業務を行う医師。

B水準が当てはまる病院とは、がんや急性心筋梗塞、脳卒中、糖尿病、精神疾患に対応した、救急対応を頻繁にしている病院です。地域の中核になる病院で、当てはまるのは約1500の病院だといわれています。

いずれにしても、過労死ラインの2倍近い労働時間を認める水準というのは、大問題です。B、C水準とも、認定されるためには医師労働時間短縮計画を策定していること、労働関係法令の重大かつ悪質な違反がないことなどを条件としています。

B水準の医師には、連続勤務時間制限は28時間とし、その後のインターバルを9時間置くように義務づけています。

インターバル前の連続勤務を20時間以上こなした状態でも患者を診察することも、場合によっては手術をこなすこともあるのです。これでは安全な医療を患者に提供するのは難しいでしょう。

「労働時間などに関する労働基準法の規定に違反したことで、過去1年以内に送検され、公表された」場合には、B水準に「不適格」と判断する方針が厚労省から示されています。しかし、**［図表11］**

［図表12］ にあるような長時間労働が行われている医療現場において、労働時間に関する違反で労働

［**図表12**］週勤務時間が80時間（過労死ライン）を超えるものがいる病院の割合

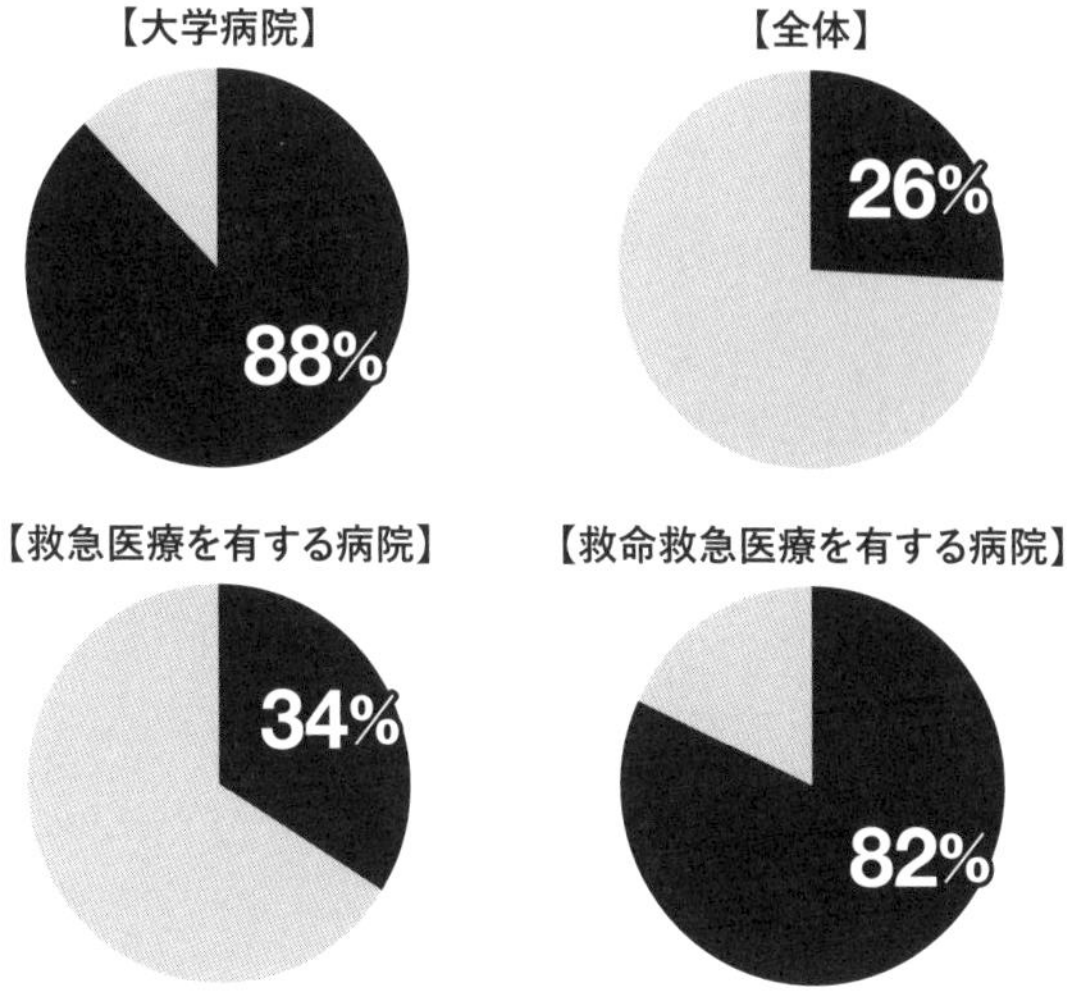

※「医師の勤務実態及び働き方の意向等に関する調査」（平成28年度厚生労働科学特別研究「医師の勤務実態及び働き方の意向等に関する調査研究」研究 班）結果をもとに医政局医療経営支援課で作成。病院勤務の常勤医師のみ。勤務時間は「診療時間」「診療外時間」「待機時間」の合計でありオンコール（通常の 勤務時間とは別に、院外に待機して応急患者に対して診療等の対応を行うこと）の待機時間は除外。医師が回答した勤務時間数であり、回答時間数すべてが労 働時間であるとは限らない。救急機能とは、救急告示・二次救急・救命救急のいずれかに該当すること。

基準監督署に摘発された例を、私はあまり聞いたことはありません。

それは労基署も病院と同じように人手不足であること、さらに、医療現場で労基法違反を徹底的に追及したら医療が成り立たない病院が続出することを、労基署も知っているからではないかと、私は推測します。

2024年4月までにB・C水準の特例医師以外は年960時間を超えて働く医師はいないことになると、厚労省は文書に記していますが、それも私は難しいと思います。厚労省の「医師の働き方改革に関する検討会」の報告書は、次のような記述から始まります。

《我が国の医療は、医師の自己犠牲的な長時間労働により支えられており、危機的な状況にあるという現状認識を共有することが必要である。医師は、昼夜問わず、患者への対応を求められうる仕事であり、特に、20代、30代の若い医師を中心に、他職種と比較しても抜きん出た長時間労働の実態にある。「自殺や死を毎週又は毎日考える」医師の割合が3・6％との調査もある。》

厚労省も当然、問題の所在はわかっているのです。しかも医師の長時間労働の原因とされてきた応召義務（医師法19条「診療に従事する医師は、診察治療の求めがあった場合には、正当な事由がなければ、これを拒んではならない。」）を、際限のない長時間労働をしてまで100％応じるものではないとしているのです。

長時間労働の特例が終了するのは2035年

問題は労働時間の水準だけではありません。改革のスケジュール感にも疑問符がつけられます。厚労省は医療の需要と医師の供給のバランスについて、2028年にそのバランスが均衡し、それ以後は医師が余ると試算しています（第17回医師の働き方改革に関する検討会「時間外労働規制のあり方について③」2019年1月21日）。

ただし、これは医師が月に60時間の時間外労働をこなすことが前提です。月45時間という新しい時間外労働基準を超えている基準です。

この試算では24年には1万人の需給ギャップがあるとしています。つまりそれまでは、1万人の医師が不足しているという試算。先ほど、暫定的に長時間労働が認められたと述べましたが、実態調査等を踏まえた段階的な見直しの検討をして、長時間労働の特例を終了させるのは２０３５年の予定です。なんと壮大かつ悠長な計画でしょうか。

いわゆる過労死ラインは、直近2〜6カ月の場合は時間外労働80時間、1カ月の場合は１００時間です。精神障害による過労自殺は1カ月で１６０時間、3週間で１２０時間以上が一つの目安です。あと15年間、毎月過労死レベルの長時間労働を医師に押し付けようというのでしょうか。

なぜこんなに医師だけでなく、治療を受ける患者にとっても危険な計画を立てるのでしょうか。

厚労省は常に医師の偏在が問題で、解決は２０３６年までかかるとしていますが、日本で医師が多いといわれている西日本の府県でも先進諸外国に比べて、医師数は少ないんです。長時間労働が常態化しているのは、偏在ではなく絶対数が不足しているからです。それを認めないで、労働時間の短縮は不可能です。

第5章で紹介しますが、徳島県の医療関係者の話からも、そのことは明らかです。ちなみに、徳島県は人口あたりで医師の数が日本でいちばん多い県です。

医師不足にさらに拍車をかけるのは、医師の高齢化です。厚労省の都道府県別医師の年齢構成の統計を見てください**【図表13】**。２０１２年末の時点で、60歳以上の医師の割合が多いところで3割、ほかも多くの県で60歳以上の医師が3割近くを占めています。

[図表13] 60歳を超える医師が3割前後！ 都道府県別医師の年齢構成

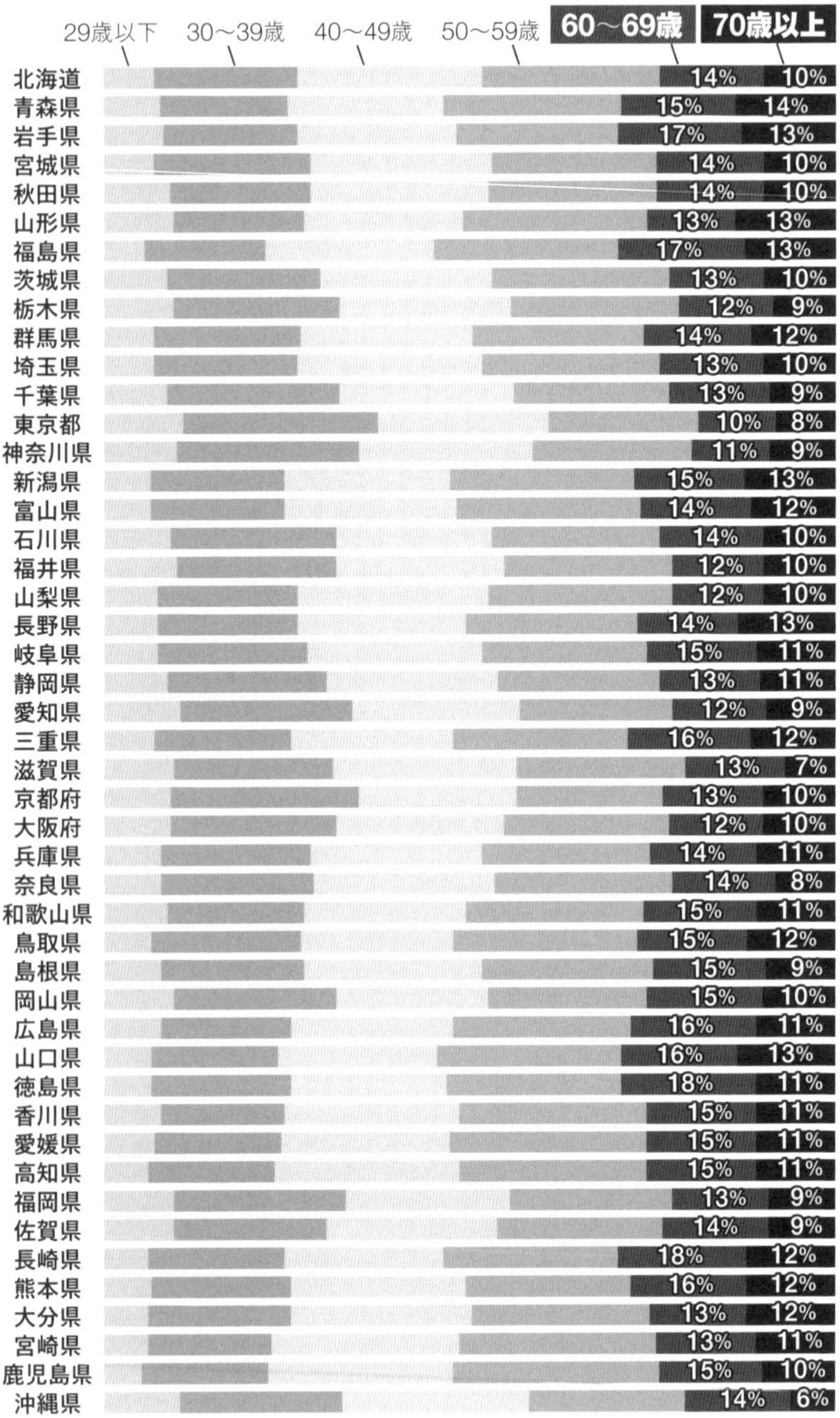

2012年12月31日現在、厚労省資料

「厚労行政に進んだ原点を思い出して」と官僚に迫った渋谷先生

医師の働き方改革の方向性に、疑問を投げかけた方がいます。公衆衛生が専門の渋谷健司先生（キングス・カレッジ・ロンドン教授）です。WHO（世界保健機関）の上級顧問として、新型コロナウイルスが猛威を振るった第1波のときに、テレビ番組でPCR検査の必要性などについて頻繁に解説をされていたのでご存じの方も多いと思います。

渋谷先生は「医師の働き方改革に関する検討会」において副座長を務めておられましたが、2019年2月に辞任しました。

渋谷先生は時間外労働の上限を1860時間にすることに疑問を抱き、その妥当性と根拠を再三、厚労省の官僚に問いかけています。検討会ではこんな発言をしていました。

《現場のお医者さんたちは全然納得していないです。（中略）大学病院だけでなくて、地方の救急病院で、周りの助けもなくて、日々苦闘している先生がたくさんいると思うのです。そういう人たちがこの検討会の議論を非常に注視しているのです。》（第16回「医師の働き方改革に関する検討会」2019年1月11日）

その後、厚労省の迫井正深審議官（当時）にこんな質問をしました。少し長いのですが、そのまま引用します。

《僕は迫井先生をよく存じ上げているのですが、若いころは外科医で、（時間外労働が）２０００、３０００時間の大学病院で四苦八苦していた人なのですよ。大学病院の激務の中でいろんな矛盾を感じて厚労行政に進んだという新聞の記事を見て僕は感激したのです。そこで伺いたいのです。個人に聞いてごめんなさいね。厚生労働省としては本当にどこを目指しているのですか。例えば（過労死ラインのちょうど2倍にあたる時間外労働時間の）１９２０より下がったら、それでいいのかとか、そういう話なのか。立場上ノーコメントでも構わないのですが、先生が厚労行政に進んだ原点を思い出していただいて、現場の医療で日々、本当に患者のために尽くしている方々を思い起こして、厚労行政、厚労省としては本当にどこを目指しているのかというのを改めて伺いたいのです。いかがでしょうか。》（第16回「医師の働き方改革に関する検討会」２０１９年1月11日）

医師の過重労働を変えないと、患者さんのための医療が成り立たなくなるという、渋谷先生の強い危機感が表れた発言だったと思います。

結局、１８６０時間を時間外の上限にするという検討会の結論に根拠を見いだせないとして、渋谷先生は検討会の副座長を辞任されたのです。

「神風特攻隊のように、患者の命を守るために頑張れ」ではダメ

渋谷先生は、副座長を務めるにあたって、現場の若い医師の声をずいぶん聞かれたようです。辞

任後の2019年2月22日、医療ニュースサイト『m3.com』に掲載されたインタビューでは、最後まで上限の労働時間に納得できる説明がなかったとして、こう語ります。

《過重労働で疲弊している医師がいる限り、医療は持続不可能ですし、患者の命は守れません。「時間外労働規制で地域の医療が崩壊したら患者の命を守ることができない」と言われますが、医師としての使命を全うするためには適切な労務管理が必要です。頑張れなくなるまで放っておくのは、その医師の思いや使命感を無にすることになるのです。昨日の検討会でも言いましたが、「神風特攻隊のように、患者の命を守るために頑張れ」では、現場の医師に説明ができないのです。「医師としての使命を全うすること」と、「長時間労働を放置すること」とは全く異なる次元の話です》

渋谷先生は、「ギリギリまで皆で知恵を絞って、さらなる素晴らしい提案がまとまるよう願っています」という言葉でインタビューを締めくくっていますが、検討会の結論は結局、変わりませんでした。

1860時間の時間外労働をする勤務医は、厚労省の調査でだいたい10%、だいたい2万人の医師に相当します。

検討会の議論の過程で、医師不足が問題だという発言も構成員からありました。私も根本的な解決策は、医師を増やすしかないと思います。しかし、そういう結論には、残念ながらなりませんでした。

「医師の働き方改革」でも、医師を増やすつもりはないようです。そこに厚労省の「医療費は増やしたくない」という、強固な意志が感じられます。そして、先にも述べたように２０２３年度から医学部定員を削減する方針を決めています。

それでも、渋谷先生がおっしゃるように、患者さんの命を守るという医師の使命を果たすには、どう考えてもそれなりの数の医師を増やさなくてはなりません。医師が増えないことで現場の医師がいかに苦しんでいるかを、次章で紹介いたします。

第3章

医師を追い込み、患者を危険にさらす「医師の過酷な働き方」

和田秀子

「夫が亡くなったあとに『中原先生のおかげで、
小児科の診療報酬が上がりました』と言われても、
私にとってはうれしくもなんともありません」

――元「東京過労死を考える家族の会」代表　中原のり子さん

「当直明けで診察する医師は、酒気帯び運転と
同じくらいの集中力になるというデータがあります」

――日本医師ユニオン代表　植山直人さん

厚労省の委員会で医師が「時間外労働1860時間は短い」と発言する世の中を変えるために

――元「東京過労死を考える家族の会」代表　中原のり子さん

《1999年、夏の暑い日でした。中原利郎は、都内に勤務する民間病院の小児科医でした。部長になって半年後ですけども、自分の勤務する病院の屋上から、新しい白衣に着替えて投身自殺しました。享年44歳でした。

彼は、小学校高学年ごろから小学校の教員か小児科医になりたい、一生子どもと付き合えるような職業につきたいということで、私は彼が学生のときに知り合ったのですけども、小児科医になると同時に結婚いたしました。(中略)彼が亡くなったときに、彼の部長室の机の上に3枚のレポートがありました。(中略)この『少子化と経営効率のはざまで』という文章を読んだときに、こんなことのために人は死んでしまうのかと思いました。悲しみと、それを通りこした怒りとともに、彼がこんなに死ぬほどに人生をかけて訴えたいことであれば、私が彼のメッセンジャーになると決めました》

これは、1999年に小児科医の夫を過労自死で亡くした中原のり子さん（元・東京過労死を考える家族の会代表）の手記だ。中原さんは、厚労省が主催する「第5回医師の働き方改革に関する検討会」（2017年12月22日開催）で、この手記を読み上げ、医師の過酷な労働と過労自死の実態について訴えた。「彼のメッセンジャーになる」と話しているように、中原さんは、夫・利郎さんの死後、夫の自殺は過労によるものだとして病院を提訴。11年間かけて、業務上の死であることを証明するため裁判闘争を行った。

労災は認められたものの、病院側の〝安全配慮義務違反〟を問う民事訴訟では、〈過重労働であったが病院側は利郎さんの死を予見できなかった〉として責任は認められず、敗訴。中原さんは上告し、最高裁では世論の後押しもあって、〝和解〟という形で勝利を勝ち取った。中原さんは〈もう二度と夫のような過労自死者を出したくない〉という思いから、20年にわたり過労死問題――とりわけ医師の長時間労働――について、改善を求めるべく働きかけを続けてきた。しかし、中原さんがこれまで現場の声を聞いてきたかぎりでは、医師の過重労働は最近も変わらないという。

6人いた小児科医が半減

小児科医だった夫の利郎さんが、なぜ過労自死しなければならなかったのか。中原さんの活動を紹介する前に、その原点となった利郎さんの死の背景を、振り返っておきたい。そこには、第2章で本田医師が示していたように〝医師不足〟という大きな問題が横たわっていた。中原さんは語る。

「夫は、東京都杉並区にある、立正佼成会附属佼成病院（以下佼成病院）の小児科部長でした。佼成病院は、夫が自死した1999年当時、小児科は24時間365日の当直勤務を行っていて、6人の常勤小児科医でこれを担当していました。小児科は、もともと女医が多く、男性は6人中大だけ。

ところが、1999年の初頭に3人の医師が立て続けに辞めてしまいます。一人は定年退職で。もう一人は50代で夫より少し年上だったのですが、ご両親の介護があって。〈月4回の当直をしながらの介護は無理だ〉ということで退職されました。もう一人は産休明けの医師――この方が、ずっと私たちの裁判を支援してくれ証人尋問にも立ってくれたのですが、彼女も当時、二人目のお子さんを出産したばかり。産休のあと復帰する予定でしたが、乳児をふたり抱えて大変なので『日勤だけにしてもらえないだろうか』と夫は相談を受けていました。

しかし、病院側は『当直できない医者なんかいらない』と退職を迫った。結果、その医師は、『医師の顛末は、リストラか過労死しかないのでしょうか』と言い残して病院を辞めました。夫は、彼女の日勤が認められるように稟議書まで書いていたようです。でも、病院には出せなかった。提出する暇もないほど業務に追われていたのか、提出しても認められないと思ったのか……。

今となってはわかりません。でも、夫はとてもその女医さんを心配していて、『彼女も小さな子どもを抱えて大変なんだよね……』と話していたことは覚えています。夫は、彼女たちが当直に入れないぶん、誰よりも多く当直に入っていました」

こうして3人の医師が辞めたにもかかわらず、補充された医師は一人だけだった。

「担当医が減って激務になり、夫は、今までは月4回ほどだった当直を月6回も受け持っていました。当直の日は、通常勤務から連続して24時間以上勤務する場合がほとんど。それどころか、そのまま翌日の通常勤務まで担当して、36時間以上の連続勤務になることも多かったのです。ちょうどこの頃は、医療の効率化が叫ばれていた頃で、夫が勤めていた病院でも経費削減が厳しくなっていました。夫はそのシワ寄せを、もろにかぶったのです」

小児科は売り上げが悪いと責められて

利郎さんには、診察業務に加えて、経営面でのプレッシャーも襲いかかった。

「夫は、小児科の責任者として、売り上げ向上や経費削減の圧力をかなり意識するようになっていました。もともと夫は、患者さんには必要以上の検査はしない、入院もなるべくさせない、子どもは、なるべくご家族の愛情のもとで療養したほうがいい、という信念を持っていました。でも、小児科部長になってからは自分の信念を曲げて、患者さんを入院させることが多くなった。そして、その患者を自分で多く受け持っていました。すべて経営をよくするためです。それでも病院の経営会議のときには、『小児科は売り上げが悪い』とかなり突き上げられていたようです。会議の前は家でもかなりナーバスになっていました」

小児科は、儲けにつながりにくい診療科で、病院にとって、いわば〝お荷物〟なのだ。

「少子化で子どもが減ってきたことに加え、子どもは体が小さいので使用する薬剤の量も少ない。その分、病院に入る診療報酬や薬代も少ないわけです。

そのうえ子どもの場合心配ですから、ちょっと発熱しただけで病院に連れてくる親御さんも多い。〝コンビニ受診〟なんて言われていました。深夜の救急も同じです。だから小児科は忙しいのですが、そのわりには売り上げにはつながりにくい。

それでも、子どもは元気そうでいても、突然具合が悪くなってしまうことがあります。アップダウンがすごく激しい。その見極めが夫は素晴らしいと言われていました。病院の職員さんも指名して夫のところに来てくれていたほどです。

本来、医療は効率だけを求めるものではないはずです。勤務医の夫も小児科医としての仕事を全うするなかで利益、利益と言われても、どうすることもできなかったでしょう」

夫は帰宅すると、自分で脈をとって「また脈がとんだ」と

そんな心労が重なって、利郎さんは精神的にも肉体的にも追い詰められていった。労働時間も、どんどん長くなった。

「36時間勤務というのは、朝8時に出かけて行って次の日の夜9時くらいにならないと帰宅できないという状況です。もう、夫は疲れてボロボロでした。

帰宅すると自分で脈をとって『また不整脈になっている。脈がとんだ、またとんだ』と、横になって脂汗をかきながら言うのです。

疲れすぎて眠れないことも多かったようで、やっと眠ったと思っても、自宅の電話が鳴ると〈病院からの呼び出しじゃないか〉とすぐ目を覚ましていました。とくに当直前は緊張して眠れなかったようです。睡眠導入剤や安定剤を寝る前の23時くらいに飲んで、それでも眠れないから真夜中の2時とか3時頃に、また追加して飲んで。そんなこともよくやっていました」

いつもピリピリしている利郎さんに対して、家族は腫れ物に触るように接した。

「うちには子どもが3人いて、当時、長女が高3、長男が高1、次男が中1でした。夫が当直明けの日勤を終えて夕方5時頃に帰宅するときは、子どもたちに『とりあえず、おりこうさんのふりをしてね』と言い聞かせ、宿題やピアノのレッスンをさせていました。夫が帰ったとき、子どもたちがそれらをしていないと、ものすごくイライラして……。『おまえらいいよな。俺が命がけで働いているときに、そうやって遊んでいられるんだ！』なんて怒鳴るのです。家族みんな緊張感で張りつめていました」

夫はボロボロになっても「この仕事は天職だから辞められない」と語った

長女の智子さんが進学先を決める際には、こんなこともあった。

「智子が大学受験を控えていた頃、うちに電話帳のように分厚い私立大学医学部のパンフレットが届きました。表には、中原智子様と書かれて封も切っていない状態です。リビングに置いておいたら、夫はそれを見たとたんビリビリと二つに破いたのです。

『なんでそんなことするの？ それ智子のだよ』と驚いて言うと、夫はハッと我に返りながらも『ごめん、ごめん。うちには必要のないものだから』と」

利郎さんは、娘の智子さんが医者になるということに猛反対していた。

「女性が医師なんかになったら、苦労すると思っていたんでしょう。智子が『医者になりたい』と言おうものなら、『女医になんかなるんじゃない！ ろくな職業じゃないんだから！』と、怒鳴ったこともあります。

今も変わっていませんが、医師の世界では、長時間労働ができて安く使える若い労働力を欲しがっている。女医は、結婚・出産・介護なんかがあるから男性医師ほど長時間働けないと思われています。だから、女子受験生の得点を減点して医学部への入学を制限するような不当なことが行われるのです。今なら、子育ても介護も女性だけに押しつけられる問題ではないと言えるのですが、当時はまだそんな雰囲気ではありませんでした。だから夫は、医師になっても幸せになれないと思って、智子が医師になるのを反対したのだと思います」

のり子さんは「これまで誰にも話さなかった」というこんなエピソードも明かしてくれた。

「これは講演会でもいっさい言っていないんですが……。亡くなる数カ月前のことです。食事を終えたあと、彼は子どもたちに『将来、何になりたいの？ もっと頑張らないとダメだよ。これから世の中は、もっと悪くなるんだから』なんて、悲観的なお説教をしていました。

そのあと彼はこう言ったんです。『僕は、厚生省（当時）の前で、ガソリンをかぶって自殺する』

と。私は聞いていないふりをしましたが、娘はよく覚えていたようです。夫は決して誰かを個人攻撃しようとしていたのではありません。この国のシステムに対する怒りみたいなものがあったのでしょう」

本来は〝命の砦〟であるはずの医療が、命より採算を重視していること。そのために、医師をはじめ医療従事者が、およそ人間らしくない過酷な労働状況に置かれていること。そうした医療を取り巻く、この国のシステムに利郎さんは抗議していたのだろう。

「夫が亡くなる数カ月前、働いても働いても報われずにボロボロになっていく夫に、私は『もう辞めちゃえば』と言ったのです。そのときは『この仕事は天職だから辞められない。僕がいなくなったら佼成病院の小児科は潰れるんだよ』という答えが返ってきました。夫の心は理想の医療と現実のはざまで、揺れ動いていたのです」

過酷な長時間勤務と、経営の圧力により、利郎さんは精神を病んでいった。利郎さんが自死する3カ月くらい前は、夫婦関係も崩壊寸前だった。

「ほかの過労自死家族の方々も同じですが、自死の前というのはおかしくなってしまっています。夫も、狂ったようにピアノのイスを殴りつけたかと思うと、そのあとトイレに行って吐いたりして、ギリギリいっぱいになっていました。

私も子どもたちも、神経をすり減らす日々が続いていました。そういう状態に耐えかねて、自死する3カ月くらい前だったか、『気に入らないなら離婚しましょう』と、夫に言ったのです。そしたら夫は、『俺だってがんばっている！』と気色ばんだあと、『ゴールデンウィークが明けたら、もう一人医師が入ってくる。そしたら自分も少しラクになるから、もう少し待ってくれ』と涙ぐんで……」

ゴールデンウィーク後に、一人だけ医師が補充されたものの、利郎さんの負担が大きく軽減されることはなかった。

最後の夏休みも急患の連絡で、途中で切り上げ帰京

のり子さんは、利郎さんが自死する直前の夏休みを忘れることができない。

「夫は、1999年8月16日に亡くなったのですが、8月4日から1週間、夏休みをとって家族で旅行に出かけました。当時、家族ぐるみで付き合いがあった3組の家族といっしょに、そのうちのある家族が所有する熱海の別荘に行きました。熱海に行く日、車の中で夫が『小児科医なんて誰からも感謝されない』とポツンとつぶやきました。

熱海について散策しているとき、『日光に当たりたくないんだ』と言って、ずっと夫だけ木陰にいました。『患者さんは、夏休みもどこにも行けず入院しているのに、先生が遊びに行って日焼けして帰ったらかわいそうだから』と。でも、あとから考えたら、自分が死んだときのことを考えていたのかもしれません」

日焼けした遺体を見られるのを嫌ったのか……。しかし、その熱海旅行でさえ、利郎さんは翌日

早々に帰ってしまう。

「一泊した次の日の朝、私が起きると『利郎さん、始発で帰っちゃったわよ』と、友人が言うのです。前の晩、夜中に病院から連絡があって、食中毒の患者さんが複数人運び込まれたという知らせを、夫は受けていました。夫は気にしていましたが、私は『当直の先生がいるんだから大丈夫よ』と、声をかけたんですが。でも、翌朝、私が起きたとき彼はもういなかった。『どうしてそこまで気にするの？』と思いましたね。それほど神経が休まらなかったのでしょう。結局、残された私たち家族も予定を切り上げて帰りました」

こうして、久しぶりだった家族旅行は潰れてしまった。のり子さんは、夫を少しでも休ませたいと、夏休みの後半、越後湯沢にある知人の別荘へ連れて行った。

「そこでは、夜になると、夫はラウンジで子どもたちが弾くピアノの音に軽く体を揺らせるなど、和やかでした。翌朝は『ぐっすり眠れたよ』と言っていたのです。だから、よかったと思っていたんですけどね……」

医療崩壊の実態を訴えた利郎さんの遺書

越後湯沢から帰った、夏休み最後の日曜日。利郎さんが、亡くなる前日の夜のことだ。

「夫は、私が作った夕飯を、しつこいほど『おいしいね、おいしいね』と言って食べていました。その日は冷蔵庫にたいしたものがなくて、ありあわせのもので作っただけなのに。

次の日、自死する日の朝に、夫は、廊下を行ったり来たりしながら、やたらと歯を磨いていました。ほかの遺族の話を聞いても、ずっとガムをかんでいる人もいるようです。口の中がすっきりしないと言って。

そのあと夫は、出かけるとき5回くらい『行ってきます』と言うので、もう聞いたわよ、なんて私言ってしまって」

利郎さんは病院に出かけ、私物を片付けたあと、真新しい白衣に着替えると、早朝、病院の屋上から投身自殺を図った。前年に開催された、サッカーのフランスワールドカップに出かけた際に購入した靴下をはいていたという。利郎さんの机の上には、「少子化と経営効率のはざまで」という遺書代わりのレポートが3枚残されていた。日本の医療の貧困を訴えた、その全文を紹介したい。

《小児科消滅の主因は、厚生省主導の医療費抑制政策による病院をとりまく経営環境の悪化と考えられます。生き残りをかけた病院は経営効率の悪い小児科を切り捨てます。現行の診療報酬制度（出来高払い）では、基本的には薬は使えば使っただけ、検査は実施すればしただけ、診療報酬が上がり、病院の収支となります。例えば大人の場合は、だいたい注射アンプル１本分が通常の投与量となります。しかし、体重も小さく代謝機構も未熟な小児では、個々の症例で年齢、体重を勘案しながら薬用量を決定し、その分量をアンプルから注射器につめかえて細かく、慎重な投与量を設定しなければなりません。検査にしても協力が得にくい小児の場合には、泣いたりわめいたりする子供をなだめながら実施しなくてはなりません。例えば大人なら2人か3人分のCT撮影がこなせる時間をかけて、やっと小児ではCT写真一枚が撮影できるということも珍しくなく、医師、放射線技師泣かせです。現行の医療保険制度は、このように手間も人手もかかる小児医療に十分な配慮を払っているとは言えないと思います。

わが病院も昨年までは、常勤医6名で小児科を運営して参りましたが、病院リストラのあおりをうけて、現在は常勤4名体制で、ほぼ全日の小児科単科、当直、さらには月1～2回東京都の乳幼児特殊救急事業に協力しています。救急患者数では、小児の方が内科患者を上回っており、私のように四十路半ばの身には、月5～6回の当直勤務はこたえます。また、看護婦、事務職員を含めスタッフには疲労蓄積の様子がみてとれ、これが〝医療ミス〟の原因になってはと、ハラハラ毎日の業務を遂行している状態です。本年1月には朝日新聞に、私の大学時代の同級生の〝過労死〟のニュースが報じられました。(これは現場の我々には大変ショックでした)

また、小児病棟の採算性の悪さから、今まで24床のベッド数を誇ってきたわが病棟には、最近では高齢の方の入院が相次ぎ、「小児・老人混合病棟」の様相を呈して来ました。つい最近、緊急事態宣言が出された結核の院内感染をおこさないか否か、また心配の種が増えています。今、医療の第一線は瀕死の重態におちいっています。

小児科学会としても、小児科医の4分の1以上を占める女性医師が育児と仕事の両立をはかれるよう提言を行ってはいますが、わが病院でも女性医師の結婚・出産の際には、他の医師に過重な負担がかかっているのが現状です。
さらに、病院経営環境の悪化は、とくに地価が高く、敷地に余裕のない都市部では建物の更新をむずかしくして老朽化した比較的小規模の民間病院が散在しているという状況を生み出しています。わが病院も、人口が密集し、木造建築物の多い中野地区において、東京都より「災害時後方支援病院」に指定されています。しかし、先に行われた病院の耐震検査においては、中規模以上の地震の際には病院自体にもかなりの被害が発生する可能性が高いとの指摘がされ、十分な病院機能が発揮できるか極めて疑問です。
間もなく21世紀を迎えます。経済大国日本の首都で行われているあまりに貧弱な小児医療。不十分な人員と陳腐化した設備のもとで行われている、その場しのぎの、その名に値しない救急・災害医療。この閉塞感の中で私には医師という職業を続けていく気力も体力もありません。
のり子、私にとっては天女のような存在でした。●●、●●、●●（子どもの名前※編集部改）
中原の名は棄《す》てて下さい。墓、葬式、一切無用です。》
……

利郎さんが亡くなった後、小児救急の当直が廃止された

「最後の〝その場しのぎの〟という部分は、最後に書き足した絶筆なんじゃないかと思います。その部分だけ文字がすごく乱れている」と、中原さんは当時の遺書を見直して語る。

新型コロナ禍の現在、中原医師が命懸けで訴えた医療を取り巻く問題が、いまだ解決していないことが明らかになってきた。それどころか、以前にも増して医療費は抑制され、医療が効率で測られるようになっている。それが、2020年の医療現場で露呈したことではないか。

「夫は、もともとはとても穏やかで、楽しいことが好きな人でした。クリスマスになるとサンタクロースのかっこうをして近所中を回るし。節分は鬼のかっこうをして、また近所を回る。当時は、めんどうくさい人だと思ったけどね（笑）。

夫が亡くなったあと、病院で使っていた彼のゴミ箱には患者さんからいただいた手紙や絵、一緒に撮った写真などが大量に捨ててあったそうです。その中には、サンタクロースのコスプレをして、病院の自分のデスクに座っている彼の写真もありました。入院中の子どもたちを喜ばそうと思ったのでしょう。あとから看護師さんがゴミ箱から拾って私に渡してくれました」

小児科医が天職だと語った利郎さん。穏やかで子どもも好きだった彼を変えてしまったのは、過重労働と、命を効率で測る医療のあり方だった。

勤務先の佼成病院は、利郎さんが亡くなった翌日から小児救急の当直を廃止した。

「当直しなくても回る病院だったのですね。彼がいなくなっても小児科は残っているし。『中原先生のおかげで、小児科の診療報酬が上がりました』なんて喜ばれることもありますけど。私にとってはうれしくもなんともありません」

いまだに勤務医は〝労働者〟でないという認識が

中原さんのような遺族を出さないためには、医療を効率で考えるような政策を根本から変えなくてはならない。そのためには、医師数を増やし、働きやすい職場環境を作る必要がある。

利郎さんのメッセンジャーになると決意して、活動を続けてきた中原さん。２０１７年8月から２０１９年3月まで開かれた、厚生労働省が主催する「医師の働き方改革に関する検討委員会」の傍聴にも、欠かさず足を運んできた。この検討委員会で委員を務めるのは、大学病院の教授や地方の自治体病院などの院長、労働組合の局長などだ。

中原さんは、委員たちの議論を聞いていて、驚くことが度々あったという。

「1回目、2回目なんて、『そもそも勤務医は労働者なんですか』という議論まであったんです。労働者じゃないのならなんなんだ、という話なのですが、〝医者は聖職者だ〟と。だから長時間働くのは当たり前だ、と言うわけです。

ある自治体病院の院長なんて、しつこいくらい何度も、『勤務医は労働者ですか？』と尋ねるのです。ほかの委員の先生たちが、『勤務医は労働者です』『病院の勤務時間のなかで働いているんだから、裁判で争ったら負けるのですよ』と、口を酸っぱくして言い聞かせても、納得されている感じじゃなかった。病院の経営側の方たちは、一言めには、『だって目の前に患者さんがいるんですよ！』と。患者が目の前にいるのだから、過労死ラインを超えていようが治療にあたるのは当たり前だと言いたいのでしょうが、だったら医師は死んでもいいのでしょうか？

医師だって同じ人間なのに……。家族があって、息もしているのですよ。そういうことをおっしゃる先生は、なにか勘違いしている。最後まで、『過労死は自己責任だ』『当直は労働時間ではない』というような意見が出ていましたから」

2章でも述べたように、この委員会の副座長を勤めていた渋谷健司氏は、一向に〝働き方改革〟が進まない現状に抗議して副座長を辞任。それでも議論の方向性は変わらなかった。

「年間の時間外勤務1860時間は短い」長時間労働に無自覚な勤務医も

医師の長時間労働を是とする議論の根底にあるのは、医師法19条1項に定められている応召義務だ。

応召義務とは、〈診療に従事する医師は、診察治療の求めがあった場合には、正当な事由がなければ、これを拒んではならない〉というもの。

だからといって医師が過労死してもよい理由にはならない。中原さんはこう語る。

「だったら、医師を増やしたらいいと思うのですが、そういう議論にはなりません。医師会が絶対に認めません。医師会は、基本的に開業医で構成されていますから。医師が増えたらライバルが増えるわけです。既得権益が減ると思っているのです。勤務医側からは、医師を増やしてほしいという要望が出ることもありますが、まったくスルーされています」

勤務医たちのなかにも、自分たちが置かれている労働環境に無自覚な医師もいるという。

「医師の働き方改革の検討委員会に、ある勤務医が参考人として呼ばれました。そのとき、『（過労死ラインの2倍近い）年間の時間外勤務１８６０時間が上限なんて、そんな短くしてもらっていいんですか？』と発言されて……。もう、ビックリしました。現場の勤務医が１８６０時間を〝短い〟なんて言っちゃうんですから。しかも、時間外労働手当も支払われていないケースもある。そもそも、労働時間すら管理されていません。その医師は、あとで同僚から『そんなに働きたければ自分一人で働け！』と、相当叩かれたそうですが……」

中原さんは、それでもあきらめずに、「医師の働き方改革検討委員会」に自らも参考人として出席して、発言した。

「２０１７年と２０１９年に参考人として呼んでいただきました。夫が、長時間労働と医療の効率化のために苦しめられ、自死したこと。また、夫と同じように過労死する医師が後を絶たないことなどを話しました」

中原さんの切々とした訴えは、本章の冒頭で一部ご紹介したとおりだ。

「私がスピーチしたときは、厚労省過労死防止対策室の官僚の方々も聞きに来てくれて、『中原さん、もうこれでガラっと委員会の空気が変わりましたよ！』と言ってくださったのです。少し議論の方向が変わるかしらと期待したのですが、次の回からまた元に戻って。やっぱりダメですか、みたいな感じでしたね」

それでも中原さんは、あきらめてはいられない。なぜなら、自分と同じような過労死家族の苦しみを、中原さん自身が身近で見てきたからだ。

過労死は殺人、と訴える遺族

中原さんは、これまで過労死を考える家族の会で、さまざまな過労死に直面してきた。なかでも心に残っているのは37歳という若さで過労自死した木元文さんという女性医師のこと。

「2016年1月24日の寒い夜、木元さんは、雪の降る公園で亡くなっていたそうです。彼女の遺体のそばには、睡眠薬と飲み終えたお酒が落ちていたとか。彼女の絶望を思うと、いたたまれなくなります」

木元さんは、新潟市民病院の研修医だった。

もともと看護助手だったが、「やっぱり医師になりたい」ということで地道に勉強を続け、2007年に20代後半で新潟大学医学部に合格。2013年から研修医として仕事をしていた。

「医師になって最初の2年の前期研修で勤めていた病院は、とても働きやすかったとのことで、充実した毎日を送っていたそうです。過重労働になったのは、2015年4月から。後期研修で新潟市民病院に移ってからとのこと。救急患者対応の呼び出しが激増したようです」

残されていた木元さんの電子カルテの操作記録からは、月平均の時間外労働時間は、約187時間。最も多い月では251時間に達していたという。

「過労死ラインの2~3倍超ですよ。木元さんの夫によると、彼女は自殺前、『病院に行きたくないし、人とも会いたくない』『気力がない』『医者になんか、なるんじゃなかった』などともらしていたそうです。彼女の死後、夫が労基署に訴え、9カ月半後に労災認定されました。しかし、ほかのケースでは、労災が認められないことも多いですし、遺族が疲れてしまって争うこともできないケースも少なくありません」

亡くなった木元さんの夫は、労災認定されたあとの記者会見で、次のように語っている。

《過労死は殺人だ。（医師らが）過労死しそうな状態で働けば誤診なども増え、患者のためにならない。当直明けに医師がそのまま診療することをやめるだけでも、かなり違う。医師不足というが、頭を使って業務を減らすべきだ。（木元文さんは）消化器外科の専門医を目指し、ひたむきに勉強する真面目な人間だった。「よく働いたね」と声を掛けたい》（2017年6月2日年産経新聞Web版より抜粋）

苦しみや悲しみを味わう子どもがもう出ないでほしい

いつまで、こうした哀しい死が続くのか——。

東京都八王子市にある、高尾みころも霊堂をご存じだろうか。民間企業に勤め、労災認定された人の霊を奉る施設で、1972年に建立された。厚労省が所管する独立行政法人「労働者健康安全機構」が運営している。みころも霊堂のホームページによると、ここには2019年度末までに約26万6200余の御霊が奉られているという。中原さんの夫、利郎さんの位牌もここに収められている。中原さんは2017年に10年ぶりにここを訪れた。

「私、みころも霊堂に行くのが怖かった。1999年に夫が自死して、労災認定を受けたのが2007年。そのときに奉っていただき、一度訪れたきりで、どうしても足を運べなかった。でも、年に一度、新しい被災者が奉られる慰霊式があってね。東京過労死を考える家族の会の一員でもある高橋幸美さんから、『一緒に行こう』と誘われて。それで10年ぶりに行ったのです」

高橋幸美さんは、2015年に過労自死した元電通社員、高橋まつりさん（当時24歳）の母である。

中原さんは、幸美さんと共に霊堂を訪れたときにスマホで撮った礼拝の様子や、御霊が奉られている霊堂の写真を見せながら、そのときの様子を、こう話してくれた。

「行くと大きなテントがあって、その中で式典が行われていました。私は、隅っこのほうで座っていたら、私の前に老夫婦が座っていて。その隣に若い奥さん――おそらく老夫婦の娘さんなんでしょうね――が座っていて。3歳くらいの男の子を連れているのです。その子が、隣に座っているおじいちゃんのヒゲを触りながら『おとうさんと一緒だね』って、つぶやいた。その言葉を聞いたとき、遺された奥さんの苦しみが自分のこととしてよみがえってきて……。本当につらくてね……」

そのとき、中原さんには、目に浮かんでくる光景があった。

「夫が亡くなったその日、夜になって、当時まだ中学校1年生だった息子の顔を見たら、口の周りが汚れていて。お風呂から上がったばかりなのに、またチョコレートでも盗み食いしたのかしらと思って『口のまわり汚れているよ』と言って、ぎゅぎゅっと拭いてやったら、血だった。

どうしたの、と聞いたら、前の晩に夫が使っていたカミソリを、はじめて自分の口にあててみた、と。でも、うまく使えなくて口元を切ってしまったみたいで。やはりヒゲというのは父親のイメージが強いんですよね、子どもにとって……。

私、みころも霊堂で、3歳の子がおじいちゃんのヒゲを触っているのを見たとき、この子はどうやって成長していくんだろう、私の息子と同じような苦しみや悲しみを味わって生きることになるのかなと思ったら、やりきれなくて……。涙が止まりませんでした。立派な霊堂に奉っていただけることはありがたい。でも、うれしくない。亡くなってからでは、なにもかも遅いのです」

夫の仕事に憧れて、娘も小児科医に

過労死で大切な家族を亡くした遺族は、何年たっても、心に癒えることのない悲しみや後悔を背負いながら生きている。中原さんの長女、智子さんも、父を過労自死に追い込んだ小児科に対して複雑な思いを抱えながらも、小児科医という道を選んだ。智子さんは小学校に上がる頃に腎臓が悪く、父・利郎さんが勤める病院にかかったことがあった。そのとき、父がスタッフや患者さんから尊敬されている様子を見て、小児科に憧れを持っていたという。

「夫が亡くなったあと、智子は、医学部を卒業したら労働省（当時）に入って、医師の労働環境を変える仕事に就きたいと考えていたようです。でも、父親譲りなのか子どもが好きで。結局、小児科医の道を選びました。今は開業していますが、勤務医時代は、やはり大変でね。

『男性医師の3倍働け』と言われたり、かなりハラスメントを受けていました。夜中もたたき起こされて連続勤務をして。そうしたことが続いた結果、流産までしてしまった。そのあと、無事に出産はしましたが、『子どもなんて院内の保育所に預けておけば勝手に育つ』なんて、ひどい言葉を上司から投げかけられたこともあったそうです。

慢性的な医師不足が続く限り、いくら〝医師の働き方改革〟と言っても状況は変わらないでしょう。政府は、コロナ禍で医療従事者を応援するためだとか言ってブルーインパルスを飛ばしていましたよね。あんなパフォーマンスをするくらいなら、医師を増やすためにお金を使ってほしいです」

裁判所や病院にも変化の兆しが

いっぽうで、中原さんたちの活動が、よい流れを生み出しつつあることも事実だ。

2019年5月には、過労死した男性医師をめぐる長崎地裁の民事裁判で、原告側が勝訴。2020年7月には、控訴していた病院がこれを取り下げ、全面的に否を認めて遺族に謝罪した。和解に至ったケースも出てきているのだ。

中原さんは、この遺族をサポートしながら裁判をともに闘ってきた。中原さんは、裁判所や病院の意識が少しずつ変わりつつあると実感している。

「2014年、長崎市立病院機構長崎みなとメディカルセンターに勤務していた心臓血管内科医が突然死しました。まだ33歳でした。当時2歳と、生後3カ月のお子さんがいました。妻のA子さんによると、男性医師は救急疾患を扱う診療科に所属していて、〈市民病院は忙しすぎる〉〈異動しないと倒れてしまう〉などとおっしゃっていたそうです。

実際にかなり疲れていて、クルマの運転中、赤信号の短時間の停車中に寝てしまうことがあったとか。結局、男性医師は長崎みなとメディカルセンターに勤務して8カ後の2014年12月18日に亡くなりました。A子さんが寝室で亡くなっている医師を発見したそうです。心臓疾患死でした。A子さんは、子どもの夜泣きで、疲れている夫を起こしてはいけないと、寝室を分けておられたようで。そのせいで異変に気づくことができなかった自分を責めておられました。

亡くなる2日前は、家族でケーキを囲んで下のお子さんの百日祝いをしたばかりだったとか。そんな幸せを過重労働は奪ってしまったのです」

医師の妻、A子さんは、病院に損害賠償と未払いの時間外労働の割増賃金を求めて提訴。

死亡した男性医師が亡くなる2〜6カ月前の時間外労働は、月平均で177・3時間。直前1カ月が159時間で、さらに休日なしで84日間連続勤務していたことが、裁判のなかで明らかになった。男性医師は、過労死ラインの倍の時間外労働を行ってきたことがわかる。

「亡くなった医師は、ものすごい仕事量でした。当直明けでも翌日はそのまま日勤業務をこなし、休日でも病院に行って担当患者の診察や残っている業務をこなす。救急の呼び出しがあると、どこにいても行って対応する。上からの命令で、休日には看護師や救急救命士などの勉強会の講師を務めることもあったそうです。病院側は、こうした労働実態をきちんと把握しようとしておらず、医師からの申告に委ねていたようです」

　診療を終えてからの残務や、救急などへの対応、さらには自己研鑽《けんさん》のための勉強会への参加など、医師の仕事は〈ここからここまでが業務〉と区切りがつけにくい。労務管理をきちんと行っている病院は、いまだに少数だ。

「裁判でこうした過労死ラインを大幅に超える実態が明らかになっても、病院側は〈自己責任だ〉とか、〈当直時はしっかり睡眠をとれている〉〈前日に酒を飲みすぎたから死んだ〉などと言ったそうです。というのは、その医師が亡くなる前日、病院の懇親会があってお酒を飲んでいたそうで。妻のA子さんは、ひどく傷ついたと思います。夫が患者のため、病院のためと頑張っていたのに、そんなことを言われたわけですから」

　しかし、2019年5月27日、長崎地裁が下した判決は画期的なものだった。

「医師の過労死と業務との因果関係を認め、病院側に安全配慮義務違反などがあったとして、過失相殺を認めないで損害賠償と未払いの時間外労働手当を支払う判決を下しました」

〝過失相殺〟とは、損害賠償などの請求者側にも過失があったときに、裁判所がその過失を考慮して賠償額を減額することだ。医師の過労死裁判では、医師が仕事上の広範囲な裁量を認められおり、かつ、みずからの健康を保持する義務を負っているといった理由から、病院側の過失が認められても、本人の過失を相殺して賠償金が減額されるケースが多いという。

「この裁判でも、当初病院側は、医師は自己研鑽のためにみずから長時間研究活動を行っていたとか、基礎疾患があった、飲酒していたといった理由を挙げて35%程度の減額を主張していました。しかし、長崎地裁はそのいっさいを退け、過失相殺を認めず1億6千万円の損害賠償を支払うよう判決を下したのです。これは、私たち過労死家族にとっても、たいへん画期的な判決でした」

さらに画期的なのはここからだった。長崎みなとメディカルセンター側は、この一審判決を不服として控訴していたが、理事長が交代して一転、控訴を取り下げたのだ。

「4月に病院の理事長が交代しました。その新しい理事長が、こう謝罪しました。

《亡くなった医師は、過労死水準をはるかに超える異常な長時間労働に従事されていた。病院側が労務管理を徹底し安全配慮義務を尽くしていれば避けることができた過労死だった。深甚なる謝罪を行うとともに、今後二度と過労死という悲劇を繰り返さないために、医師をはじめ全ての職員の働き方を改善し彼らの健康・安全管理を徹底するための改革を断行することを約束させていただきました》(「当院の医師の過労死事案について」長崎みなとメディカルセンターのホームページより抜粋)

トップが変われば、方針も変えられるわけですね。病院が責任を認め、和解に至ったことは非常に大きな前進でした」

現在、病院のホームページには、この過労死事件に関する理事長の謝罪文のほかに、和解合意書、さらには妻A子さん、過労死した医師の妹さんのコメントが掲載されている。

《病院は命を守る場所です。働く職員の命も必ず守ってください。今度こそ、覚悟をもって変わってください》(長崎みなとメディカルセンターのホームページの妻A子さんのコメントより抜粋)

中原さんはこう続ける。

「私たち医療者遺族・家族は、医療者すべてが患者に最高の医療を提供することを願っています。しかし、それと引き換えに、自らの生と幸せを差し出すことを望んではおりません。医療者の聖職者意識・犠牲的精神の上に成り立つ労働環境を、これ以上許してはなりません。私たちは医療者も患者も、ともに幸せに暮らせる〝真の働き方改革の実現〟を心から願っています」

中原さんたち遺族が声を上げ続けていることで、このように過労死遺族の中からも少しでも医師の働き方を改善しようと、発言する人が出てきた。

若い世代に受け継ぐもの

中原さんは若い世代にも、過労死の問題を訴え続けている。

「私は、この10年くらい東京大学の医療系の問題を考えるゼミで、医療の過重労働について講演させてもらっています。そこの1期生の学生たちが、『また聞きにきてくれたの?』というくらい毎年、私の講演に足を運んでくれて。『えだまめの会』という過労死を考える東大生の会まで、起ち上げてくれました」

えだまめの会という名前には、ゼミ生たちが社会人になったとき『今日もがんばったね』と、仕事終わりに居酒屋で枝豆でもつまめるような、そんなゆとりのある社会にしたいという願いが込められているという。

「私、彼らの人生を変えちゃっているかもしれません（笑）。その医療ゼミのある学生は、文系でしたが、労働問題を扱いたいと言って東大の法科大学院に入り、いま司法修習生です。もう一人は、農学部だったけど厚労省の労働部門に入りたいと。いまは、官僚になって新型コロナの対応にもあたっているようです。もう一人は、東大を辞めて筑波大学の医学部に入り直した前島拓矢さん。前島さんは現在、研修医で、医師ユニオンにも入って、医師の過重労働について声をあげている数少ない若手医師です」

研修医の前島さんについては、のちに詳述するが、中原さんが訴え続けてきた夫の利郎医師の遺言は、確実に若い世代に受け継がれている。

この国は、医療費削減のために医師を増員せず、長時間労働をさせている

――全国医師ユニオン代表　植山直人さん

医療従事者が過労にあえぐ状況が続けば、患者である私たちにも大きなしわ寄せがくる。中原の

り子さんとともに、医師の過労死問題を追及してきた全国医師ユニオンの植山直人代表は、次のように警鐘を鳴らす。

「本田先生もおっしゃっていますが、日本では、〝医療費亡国論〟のもと、医療費の増加に否定的な考えが根強く、これまで医療費抑制政策が進められてきました。その結果1982年と1997年の2回にわたって医師数を抑制する閣議決定が行われています。1回目が1981年から1983年の第二次臨時行政調査会のとき。2回目が1996年から1998年の橋本行革のときです。基本的に、医師が増えると医療費が増えると考える政府は、どんなに現場が疲弊していようが医師を増やさない。その結果、長時間労働せざるを得なくなる状況なのです。医療費が増えるのは高額な医療機器や薬価が主な原因ではあるのですがね」

いくら「患者をほうっておけない」などの理由があっても、過労死ラインの約2倍の1860時間も働いて、医療ミスなどは起きないのだろうかという疑問が湧く。

これに対して植山さんは、データを示しながら、こう解説する。

「睡眠をとらないと集中力が落ちるということは、医学的に証明されています。大原記念労働科学研究所の佐々木司さんによると、だいたい16時間眠らずに連続して働いた場合、お酒を飲んでいなくても、人間の頭と体は酒を飲んだときと同じような（血中アルコール濃度0・03％以上・日本の酒気帯び運転の基準）状態になります。ですからトラック運転手は、基本的に1日13時間以上働いてはいけないことになっている。

例外でも16時間までです。これを破って、もし事故を起こした場合には、3年以下の懲役になる可能性があります。つまり、長時間労働が注意力低下を引き起こすということは、運輸業界では当たり前の認識なのです」

医師の長時間労働は、とても16時間以内にはおさまらない。医師の働き方改革の最終報告書で、ようやく〈連続勤務は28時間まで〉という目標が盛り込まれた。しかし、これでは当直明けで勤務している場合は、医師に酒気帯びで診療や手術することを許可しているようなものだ。

救急搬送数は約50年で25倍なのに医師数は約60年でたった2・4倍

こうした医師の〝ブラック労働〟が当たり前になったのには、当直というあいまいな勤務形態を、あえて見逃し続けてきた点に一因がある。植山さんは次のように指摘する。

「当直というのは、病院で使われている夜間の連続勤務の俗称です。中原医師の例をとってもわかるように、医師の長時間労働は、この当直と深い関係があります。当直のときの医師の一般的な勤務時間は、朝8時から17時までの通常勤務に続き、17時から翌朝8時までの当直勤務、さらに8時から17時までの通常勤務という33時間連続勤務です。海外には、こうした夜間をまたぐ長時間勤務はありません。途中で医師が交代するからです。どうして日本では、こんな長時間労働が当然のこととなったのか。その理由の一つが、〝宿直〟と呼ばれる制度です」

宿直とは、労働基準法に定められた制度で、ほとんど労働しないことを理由に労働時間にカウントする必要のない夜間労働のこと（昼間に宿直と同様の業務を行う場合は〝日直〟と呼ぶ）。医師法では、夜間や休日にも病院には必ず医師を置くことが定められているために、こうした宿直が必要なのだという。

「宿直での医師の仕事は、病棟の見回りや緊急時の対応程度で、基本的には医師の本来業務である診断や治療を行わないことが前提です。もちろん、この規定のとおり、ほとんど仕事がない病院もゼロではありません。とくに、１９６０年代のように救急医療が十分でなかった時代はそうでした。しかし現在は、多くの病院で救急患者の対応や重症患者の治療、急変した患者の対応などが入っており、医師として診断や治療を行うケースがほとんどです。

ちなみに日本の救急車の搬送数は１９６３年で21万５８０４人。それが２０１５年では、５４８万１２５２人と50年ちょっとで25倍くらいにまで増加しています。しかし、医師数は１９５５年で人口10万人当たり１０５・９人。２０１６年では２５１・７人です。約60年間で２・４倍にしかなっていません。医師が忙しくなるのは当たり前です。

そうした実態を無視し、現状の当直では通常の夜間業務を行っているにもかかわらず〝宿直〟とみなして、夜間の時間外労働をまったく労働時間に入れていない病院も多い。夜間の労働時間がゼロ時間としてカウントされているので、翌日は通常勤務で問題ない、ということになっています。給与についても、基本賃金の３分の１でよいとされている。これは明らかな違法ですが、医師不足に加えて人件費をできるだけ抑えたいという厚労省や医療機関は、こうした状況を放置し続けているのです」

これが企業ならブラック企業大賞に該当するような働きぶりだ。患者の命を預かる医師の世界で、そんなことがあっていいのだろうか。

いっぽうで、看護師の仕事ぶりは少し異なる。

看護師の場合は、「日勤」（8：00～17：00／休憩1時間を含む9時間勤務）と「夜勤」（16：30～9：00／休憩2～3時間を含む16時間半勤務）の2交代制か、「日勤」（8：00～17：00／8時間勤務）、「準夜勤」（16：30～0：30／8時間勤務）、「深夜勤」（0：00～9：00）という3交代制がとられている。

2交代制の場合、夜勤に入る看護師は、途中2～3時間の仮眠をとることができる。医師とちがってこの時間も労働時間扱いとなっている。また、日勤も夜勤も仕事内容は、ほぼ同様であるため、夜勤の場合は夜勤手当等が加算される。

〝聖職〟と考えられてきた医師と違って、看護師は〝白衣の天使〟と言われていても労働組合を作り自分たちの権利を守ってきた。そのため、医師に比べて労務管理がしっかり確立しているのだという。

「労働基準法が守られていない」が38％超

改まる気配のない過重労働に、現場で働いている医師から悲鳴が上がっている。

植山さんらが、全国医師ユニオンで2017年に勤務医労働実態調査を行ったところ、［図表14］のような当直の業務内容が明らかになった。

「本来なら、ほとんど労働しないことを前提に労働時間に含まれていない当直業務ですが、〈通常業務と〉同じ〉と回答した医師が34・5％にも上っています。また、当直明けの勤務に至っては、〈通常勤務〉が78・7％と8割近い結果になっています」

さらに、医療の安全と医師の健康問題について聞いた問いでも、患者にとっては大きな不安が残る回答が出ている。

「〈当直明けの集中力・判断力〉について、〈大幅に低下する〉〈やや低下する〉と回答した医師は、約8割に。〈当直明けの医療ミス〉については、〈相当ミスが多い〉が13・5％。〈ややミスが増える〉が54・2％で、約7割の医師が当直明けにミスが起きる確率が高いと認識しています」

2019年3月28日に発表された「医師の働き方改革に関する検討会報告書」によると、医師の当直明けの連続勤務は、《宿日直許可を受けている「労働密度がまばら」の場合を除き、前日の勤務開始から28時間までとする》という上限が設けられた。しかし、先に紹介したように、28時間勤務は酒気帯び運転なみにリスクが高いうえ、宿日直の場合はそれ以上の勤務を認めるなど問題も多い。

そもそも医師に関しては、労働に関する法律がこれまで守られていないという実態があるという。

「前述の勤務医労働実態調査2017によれば、〈あなたの医療機関では労働基準法は守られていますか〉の問いに対し、〈守られている〉が14・0％。〈やや守られている〉が30・6％。〈守られて

［図表14］日本の医師の労働実態

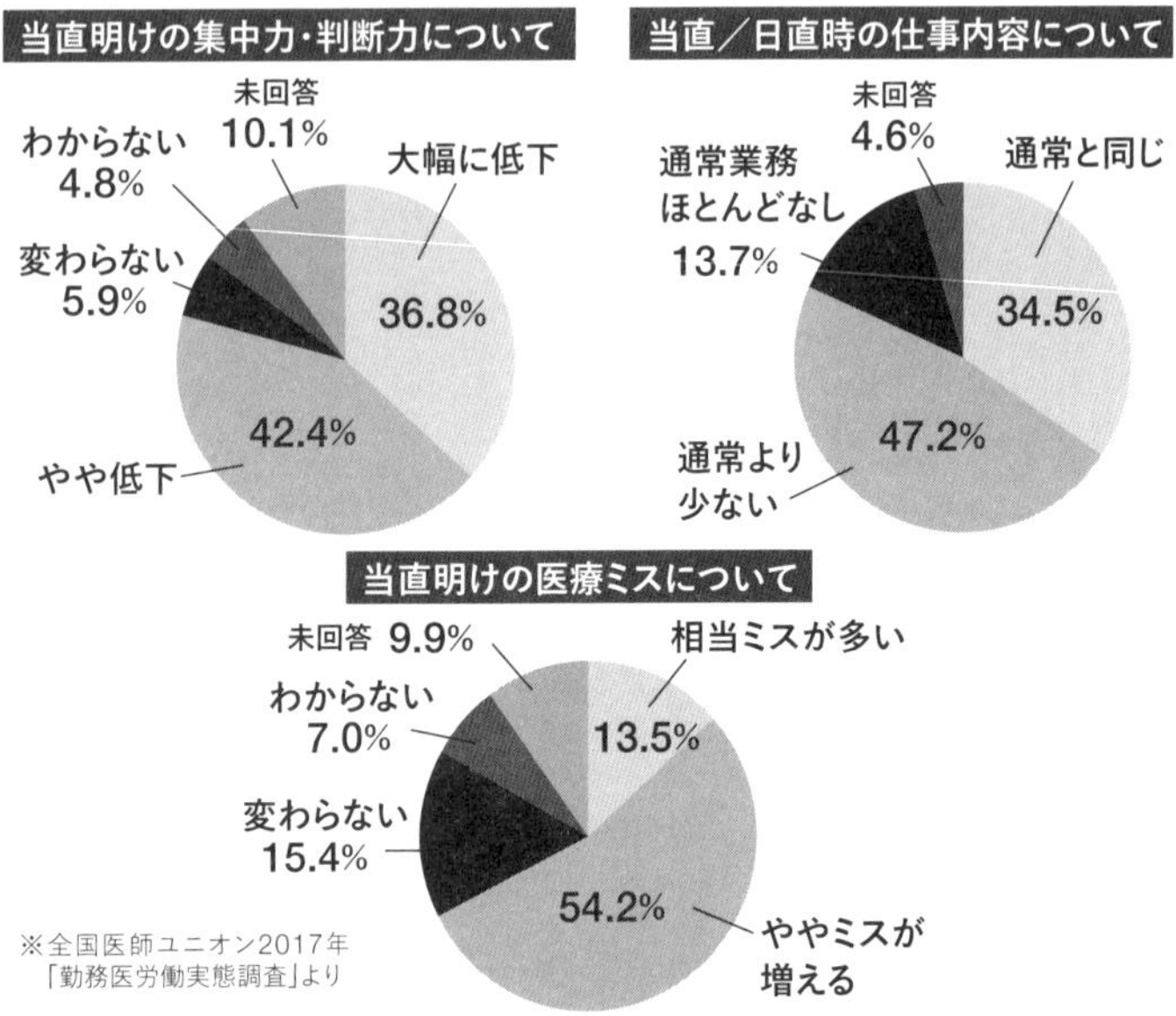

※全国医師ユニオン2017年「勤務医労働実態調査」より

いない〉が38・5%でした。〈守られていない〉が最も多いのは大学病院で、59・4%。次いで国公立病院の31・6%です」

〝無給医〟が新型コロナ対応を迫られていた

さらに、深刻なのは〝無給医〟が存在するということだ。

無給医とは、病院で働いている医師のなかで、実習や研究などの名目で賃金が支払われていない大学院生などのこと。文部科学省が2020年2月に発表した調査結果によると、全国108の大学付属病院のうち、59の病院に2819人の無給医がいることがわかっている。

「彼らは、自分が所属している大学病院で診療しても賃金がもらえないので、民間の病院やクリニックでアルバイトをすることになります。それも、夜間救急や当直などの長時間勤務に駆り出されることが多い。そうすると過労死ラインを簡単に超えてしまいます。

そのうえ、私たちが2020年4月に緊急アンケートをとった結果では、新型コロナ患者の診療にあたっている医師のうち2・2％がこうした無給医でした。つまり彼らは、危険手当はもちろん、賃金も支払われないままリスクの高い業務に就かされている。私は彼らからよく仕事についての相談を受けています。

無給医の問題が発覚してからは、一部の大学病院では手当が付くようになっていますが、それでも時給1200円だったりします。月だと12万円程度。健康保険も加入できませんし、大学院生だと学費を支払いながらですから、深刻な問題です」

以前は、研修医も〝無給医〟として働かされていた。2004年から始まった新医師臨床研修制度から、〈研修医は研修に専念すべき〉として、アルバイトが禁止になり、給料が支払われるようになった経緯がある。

「この国は、医療費削減のために医師を増員せず、長時間労働をさせている。そのうえ若手医師を低賃金でこき使い、無給医まで存在する。人権侵害も甚だしい状況が続いています。これまでも労基署が大学病院に調査に入っていますが、無給医の問題は表に出ていない。きちんと調査されていないということです。さらに多くの無給医が労基署に改善を求める申告を行っていますが、ほとんど放置されています」

研修医が長時間労働する必要があるのは、日本の医学部教育のレベルが低いのも一因

――研修医　前島拓矢さん

初期研修（※）医の前島拓矢さんは医師の働き方改革について、こう訴える。

「医師の働き方改革についての厚労省の議論では、２０２８年で医師の需給ギャップがなくなる、つまり医師不足が解消されるという推計データがありました。最終報告書では、２０３５年末で１８６０時間の時間外労働を認める暫定水準を解消すると書かれていますよね。でも、そもそも、その需給推計自体がおかしいと思います。研修医に関しては２０３６年を過ぎても、過労死レベルの2倍である１８６０時間働けと言っている。つまり、その時点でもまったく医師は足りていないということでしょう。若い医師に死ねというのでしょうか？ ふざけるな、と言いたい。僕のまわりの研修医の多くも、そう思っています」

前島さんは、前出の植山さんと同じ全国医師ユニオンに所属する数少ない若手研修医の一人だ。

前島さんは、東京大学在学中に、所属していた医療系の問題を考えるゼミで医療の現場を見たり、

中原のり子さんの講演を聞いたりしたことなどがきっかけで、「世の中には、こんなひどいことがあるんだ」と目覚め、東大を中退。現場から医師の世界を変えたいと、筑波大学医学部に入学し直した。医師国家試験に合格後、2020年4月から、千葉県内の総合病院で初期研修医として働いている。この間、新型コロナ患者への対応も行ってきた。

「うちの病院では、救急外来でコロナ疑いの患者を診ています。そのため、発熱や肺炎の症状がある患者さんが救急にいらしたときは、N95マスクや防護服を着て対応しています。4月中旬が第1波のピークで、一日10~15人くらいコロナ疑いの患者さんを診ました」

前島さんだけでなく、多くの研修医が、同様に新型コロナウイルス治療の最前線で対応にあたっている。

「労働時間に関して言えば、僕たち若手医師の意識は確実に変わってきていると思います。医師ユニオンで行った、専門の診療科を選ぶときに何を重視したかを尋ねたアンケートでは、50~60代の医師は労働条件などを考えずに診療科を選んだ人が8割近くいましたが、20~30代は6割近くが労働条件を考えたうえで診療科を選択したと答えています。長時間労働になりやすい診療科は不人気になっていって、比較的ワークライフバランスがとれている科が人気です」

※大学卒業後2年間、医療機関で行う基礎的な研修。後期研修はその後、より専門的な研修を3~4年間、行う

厚労省は、医師の偏在が医師不足の一因だとしている。偏在に関しては、地域の偏在、診療科の偏在などがあるが、ワークライフバランスを整えなければ、少なくとも診療科の偏在はますます加速するばかりだろう。

当直明けにはヒヤリとすることも

前島さんの時間外労働時間は、月にどれくらいになるのか。

「自分で計算したら100時間は超えていますが、それが割り増しとして補塡されることはありません。タイムカードはありますけど、ちゃんと管理されているのかな……。

でも、忙しい人はもっと忙しいですよ。当直が月に7〜8回入っている人もいますし、年間1860時間を超えて働いている医師もいます。珍しい話ではありません。うちが特別というわけではなくて、多くの病院がそうです。うちの病院はいいほうだと思います。

毎年、何人も過労死や過労自殺している医師がいることが聞こえてきますし、筑波大学が2017年に発表した論文によると、研修医の3割くらいがうつ状態になっているそうです」

前島さん自身もコロナ対応などでプレッシャーを感じると、週末になってぐったりとして、元気がなくなってしまうこともあるという。当直明けの連続勤務は20代の前島さんですら体力的にきつい。頭がボーっとしてしまいヒヤリとすることもある。

「当直明けは、本当に頭が回らない。ほとんど眠っていない状態で通常勤務ですからね。きちんと睡眠をとっているときは、急患が運ばれてきても『この症状なら、この疾患が考えられるな』と頭が回るのですが、当直明けは、どんなに頑張ってもボーっとしてしまいます。

じつは昨日、当直明けで午前中勤務だったのですが、ヒヤッとすることがありました。午前中に心肺停止の患者さんが運ばれてきたとき、まったく頭が回らなくて、即座に診断して指示を出すということができなかった。僕がまだ慣れていないということもありますが、もう少し頭がシャキッとしていれば、スムーズにできたはず。すぐに専門医が引き継いでくれたからよかったけど、もし自分一人だったらと思うと、おそろしいですね……」

医師を増やさないことの理由が残念すぎる

前島さんが働く病院でも、医師の働き方改革の最終報告書を踏まえて、少しずつ改革が進んでいる。

「当直を減らしていきましょうとか、そういう動きは出ています。でも、現実問題として、医師があまりにも足りなすぎる。労働条件をしっかり守ろうとすると、当直を回せなくなります。外来を減らすしかない、ということになってしまうでしょう。医師を増やさないのであれば、それも仕方ないのかもしれませんが……」

前島さんは、日本政府が医師数を増やさない政策を続けていることに対し、次のように批判する。

「厚労省は、医師数を増やす必要がない理由として、〈今後、日本の人口が減るから〉と述べています。しかし、少子化対策を進めているはずなのに人口が減るという前提で進めることはおかしいと思います。かりに人口が減る一方だとすると、国として成り立たなくなりますよね。しかも、日本には事実上の移民が増えているわけですから、彼らにも対応するためには、語学力のある医師も増やさないといけない。

もう一つは、全国医学部長病院長会議が、〈医師数を増やすと医学生のレベルが低下する〉という理由で反対していることです。全国医学部長病院長会議というのは、全国の国公立・私立の医科大学長など、医療関係の教育者が集まって医科教育や研究について話し合う組織です。

教育者であるなら、どういう教育をすれば学生がきちんと育つのかということを考えるのが筋ではないでしょうか。医師を増やさないことの理由が残念すぎます」

民主党政権下では、深刻な医師不足を解消するため医学部の新設を検討するなど、医師数の増加に取り組んでいた。しかし、前島さんが指摘するように、全国医学部長病院長会議は、〈医学部新設による急激な医師の養成増は、かえって医療崩壊を促進し、後世に禍根を残しかねない〉として、当時の政府に慎重な対応を求めるよう声明文を出したのだ。

日本の医学教育のレベルは低い？

前島さんは、研修医が1860時間働かなければならないのは、日本の医学部のレベルにも問題があると考えている。

「研修医の1860時間というのは、たしかに問題です。でも、残念ながら日本の医学教育のレベルなら、それくらい長時間労働しながらでも学ばないかぎり、知識や経験が追いつかなくなる可能性もあります。というのは、日本の医学部の6年間っていったいなんだったんだろうと思うほど、研修医になってからは歯が立たないことばかりなのです。とにかく座学が多い。内容もおおざっぱ。たとえば、血圧を下げる薬は大まかに言って4種類くらいあると教えられますが、その中でもさらにいくつもの薬があります。しかし、その薬を現場で具体的にどうやって使うかということまでは、なかなか経験できない。そうすると、長時間現場で働いて経験し、帰宅して勉強をして、ということになる。もう少し実践的な医学教育があれば、余裕をもって研修に臨めるのですが……」

前島さんは、キューバで医学研修を受けたときに、日本の医学部の教育レベルの低さに気づいた。

「大学のときに海外実習に行かせてもらう機会があったので、僕はキューバに行って診療所を見学させてもらいました。若い女性の医師が一人で切り盛りしていたので、医師になって何年めなんだろうと思って尋ねたら『大学を卒業したばかりよ』と。僕は驚いて、『卒業したばかりなのに診療所を一人で回せるのですか？』と尋ねたら、『それが普通じゃない？』と、あっさり言われました。僕はその診療所で見学させてもらったのですが、彼女から『この患者、肺炎だと思うからレントゲン撮って』と言われて、撮ってみたら本当に肺炎で。大学を卒業したばかりで、実践で使える知識が身についているなんて。日本じゃ考えられない。アメリカなど、ほかの国に実習に行った学生たちも、みんな一様に『なぜ卒業したばかりで、あんなにできるのだろうか……』と帰国したあとで驚いていました。日本の医学教育は現場での経験が不足しているのでしょうね」

もちろん、海外では日本のように、１８６０時間という常軌を逸した長時間労働はない。

「キューバでは、当直もありますし、それなりに忙しそうですよ。週６日勤務ですが、それでもトータルでもせいぜい労働時間で週50時間くらいです。キューバはかなり医師が多くて、人口10万人あたり７００人くらいいます。日本の約3倍です。そのうち２００人くらいが海外に出て医療支援をしていますが、５００人は残っているので十分に医師は足りている。だから、余裕を持って医療にあたれるのです」

日本の若手医師たちは、医師の働き方の現状をどう見ているのか。

「みんな問題意識は持っていますよ。あそこの病院はホワイトで、ここはブラックだ、みたいな話はよくしているので。でも、じゃあ問題はどこにあるのかと、そこまで考えている人は、なかなかいません。そもそも、労働法がどうなっているかということを知らない医師も多い。かりに知っていても、上司にそれを言ったら『なんだおまえは』という目で見られますし。医師ユニオンにも、何人か研修医は入っていますが、やっぱり表立っての発言は控えたいという人が圧倒的に多いです。みんな研修でいっぱい、いっぱいというのもあると思いますが」

長時間労働を変えるには、若手医師たちがそのシステムのおかしさに気づき、少しずつ声を上げていく必要があるだろう。

第 4 章

日本の少ない医療費が患者を、医師を苦しめる

本田 宏

「国民は窓口負担と健康保険で医療費の40％を支払い、さらに税金もとられているんです」

日本政府は医療費を過大に試算してきた

私は、第2章で新型コロナウイルスのＰＣＲ検査を国が増やしたくない要因の一つは、医療費を増やしたくないという思惑も影響しているのではないかと述べました。

医療費というのは、病院での診察、手術、入院、薬などすべての医療行為にかかるお金のことです。では実際のところ、日本は医療費に十分にお金を使っているのでしょうか。私は諸外国と比べて決して多くないと考えています。我々国民は「日本の医療費は高すぎる」と思わされてきたのです。

まず、厚労省が過大に医療費を試算してきた歴史を紹介しましょう。

［図表15］を見てください。これは厚労省が過去に２０２５年の医療費を予測した数値です。

１９９５年には、１４１兆円になると見積もっていました。１９９７年には１０１兆円。だんだん下がってきて２００５年には65兆円まで下がりました。実際の医療費はどうだったかというと、２０１８年度で42兆6千億円にすぎません。ずいぶん差がありますね。この医療費の計算式には経済成長率の推計も入っており、その数字が大きくなると医療費も大きく見積もられます。厚労省は医療費を過大評価して、医療費を抑制してきた。［図表15］からはそういう歴史が見てとれます。

１９９５年当時、メディアは〝１４１兆円〟という数字を大きく報じました。これで国民は、「医療費は高くなる」といったイメージを刷り込まれることになったのです。

しかし、２０１６年（日本は２０１５年）の対ＧＤＰ比でみると、いちばん高齢化が進んでいるはずの日本の医療費は高くありません。

［図表15］2025年の医療費はいくら？
過大に見積もった厚労省の医療費「未来予想」

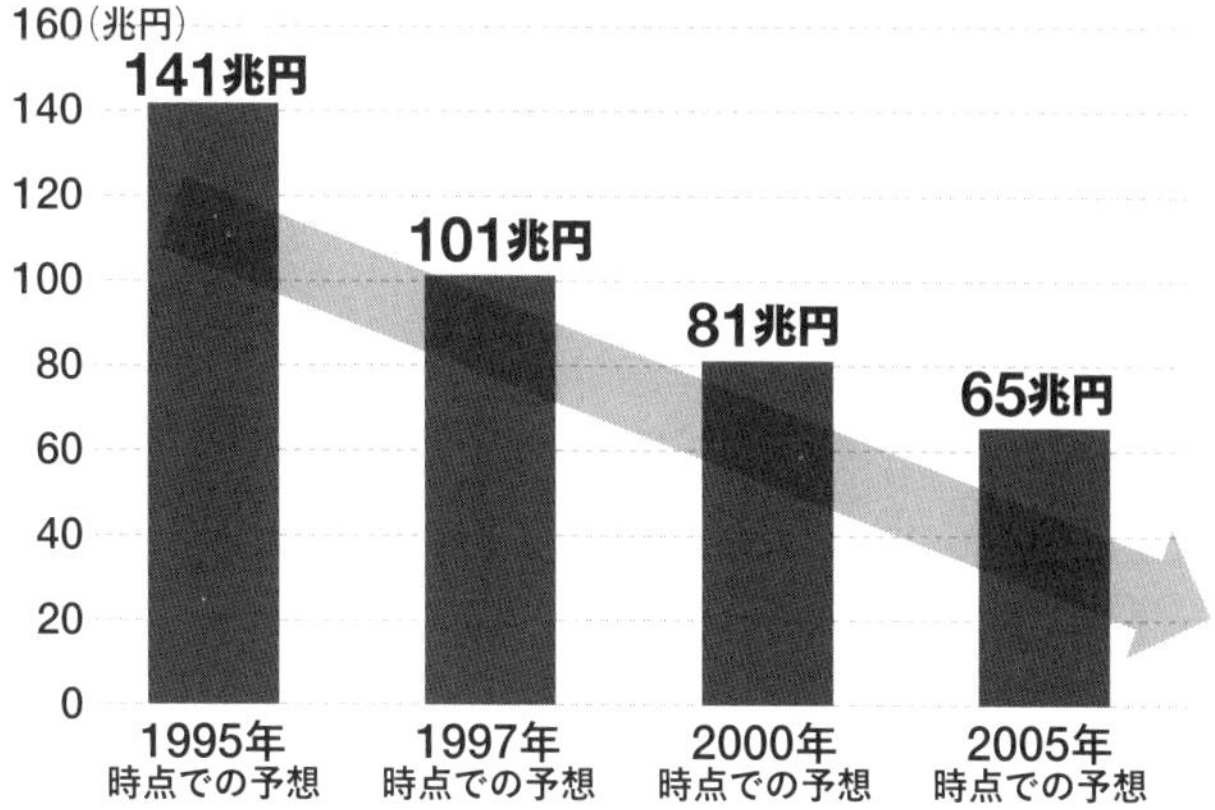

※勤務医の労働実態と働き方改革の方向性〜医師のワークライフバランスと地域医療を守るために〜
医療制度研究会 2018.9.15 全国医師ユニオン代表 植山直人氏作成を改編

アメリカが突出して高く17・2%。ドイツが11・1%、スウェーデンとフランスが11・0%で日本は10・9%です。先進諸国の中で日本が特別に医療にお金をかけているわけではないことが、ご理解いただけると思います。

国民の医療費負担は重い

2章で紹介した「医療費亡国論」に影響しているデータをもう一つ、ご紹介いたします。日本は読者の皆さんもご存じのとおり、国民皆保険制度をとっています。保険で医療費を賄っているから国民は安心して医療を受けられるのです。しかし、現実には医療費の窓口負担はかなり重いのです。

２０１７年の医療費の内訳は［図表16］です。全体で約43兆円のうち国庫負担、つまり国のお金は約10兆９０００億円で25%。いっぽう

［図表16］日本の医療費の財源内訳

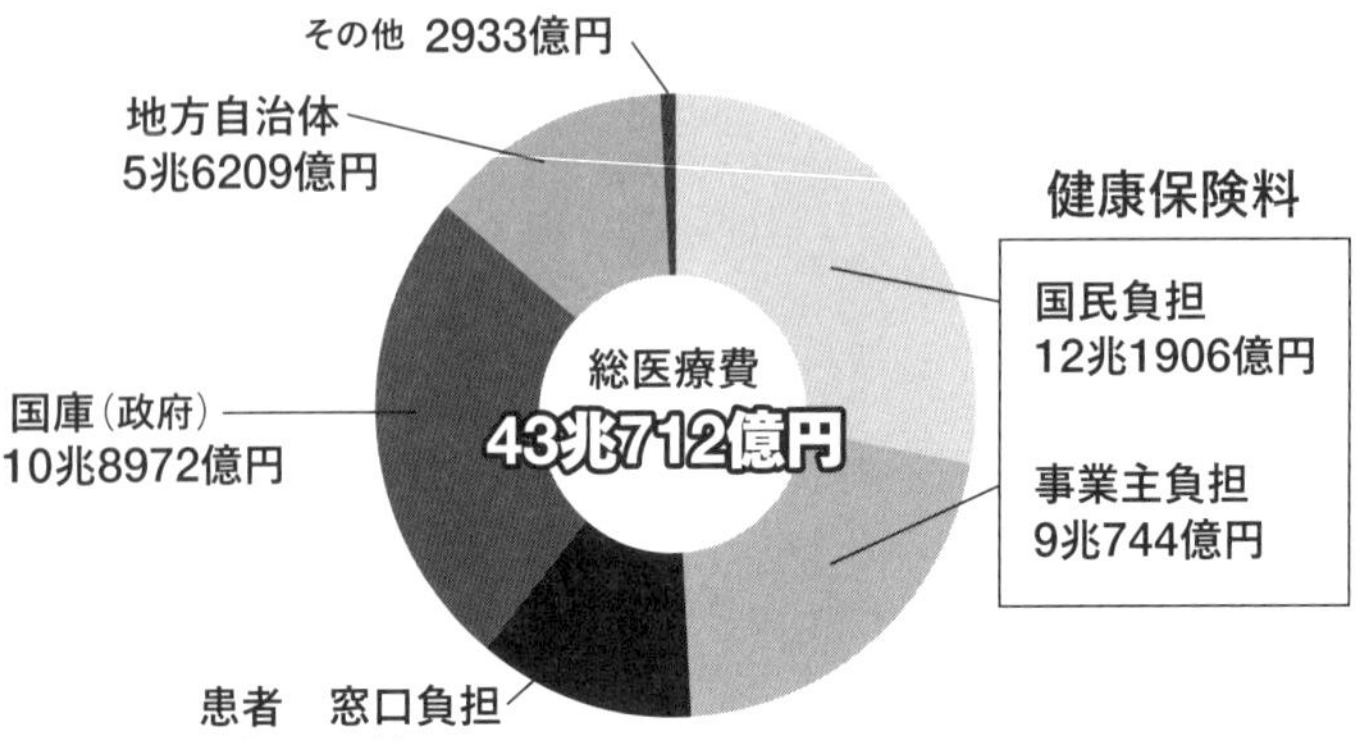

※2017年厚労省資料より作成

で患者負担、つまり窓口で払っているお金は約5兆円で12%、本人保険料、健康保険料として毎月払っているお金が約12兆2000億円で28%です。

国民が医療費として負担しているお金は合わせて40パーセントに上ります。金額にして約17兆円です。国が負担している医療費は10兆9000億円といいましたが、国庫も国民の税金ですから、国民は消費税などの税金を支払ったうえに、さらにその1・5倍以上のお金を健康保険料や窓口負担として、医療のために負担しているのです。

なぜ日本で医療費の国民負担が多くなるかというと、税金から国が医療費に回すお金が少ないからです。だから、医療を受けるときに、改めて国民からお金を徴収しているのです。医療費が国を亡ぼすという考え方は、政府が医療に回すお金を削って、ほかの分野に使うための〝方便〟です。イギリスやフランス、カナダなど患者さんの窓口負担が日本よりずっと少ない国も多い。

「窓口負担が重い」と言うと、それらの国々は、税金をはじめ高負担だから高福祉なのではないかという質問が出てきます。この点に関しては、私の前著『Dr．本田の社会保障切り捨て日本への処方せん』（自治体研究社刊）でも紹介しましたが、高福祉高負担の国、スウェーデンと比べても日本の国民の負担率は決して低くないのです【次ページ・図表17】。

データが古くて恐縮ですが「スウェーデン企業におけるワークライフバランス調査」によれば日本の国民純負担率はスウェーデンより高くなります。その理由はわが国は教育費など公的な分野に対する財政支出が少ないことが要因です。

このように高齢化にもかかわらず医療費を抑制して、いっぽうで国民の窓口負担を高くしてきたのですから新型コロナウイルス感染対策として、「無料の検査を増やせ」と声を大にして言う権利が、私たちにはあるのです。

新型コロナ禍前から国は病院にお金を回さなかった

新型コロナウイルスの蔓延で、多くの病院や診療所が経営危機に陥りました。コロナ対応で通常の治療を控えたり、感染防止に費用がかかったのに十分な補助が政府からなされなかったからです。

しかし、病院の経営はずっと危機的でした。【図表18】は、2016年の病院の経営状況を表した

［**図表17**］日本の国民負担はスウェーデンより大きい？
日本とスウェーデンの国民負担率（税金など）の比較（対GDP比）

		日本	スウェーデン
税金・社会負担率	(A)	26.8%	51.6%
一般政府財政収支	(B)	−5.5%	2.1%
修正国民負担率	(C=A−B)	32.3%	49.5%
社会保障給付金	(D)	14.7%	31.0%
修正国民純負担比率	(E=C−D)	17.6%	18.5%
公財政支出教育費	(F)	3.6%	6.6%
再修正国民純負担比率	(G=E−F)	14.0%	11.9%

再修正国民純負担比率は、
税金・社会負担率−一般政府財政収支−社会保障給付金−公財政支出教育費で計算

資料
OECD　Benefits and Wages publication series(1998)
内閣府経済社会総合研究所「スウェーデン企業におけるワーク・ライフ・バランス調査」（2005年7月）
本田宏著『社会保障切り捨て日本への処方せん』（自治体研究社刊）より引用

［**図表18**］新型コロナ禍前から苦しい日本の病院経営
「病院種類別の利益率」（2016年）

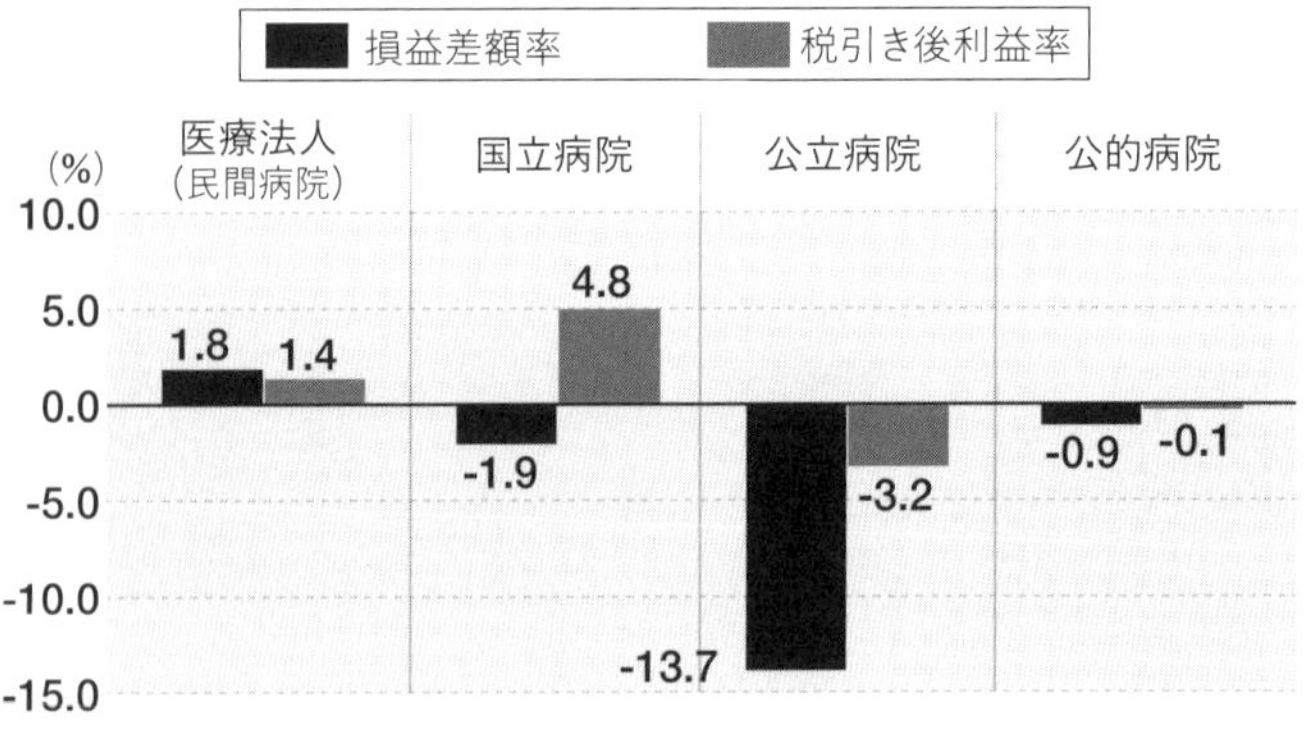

※中央社会保険医療協議会「第21回医療経済実態調査（医療機関等調査）報告」から作成。税引き後利益率は、本業以外収益や税金を加減したもの。公立病院に関しては、一般会計からの繰入金も加えている

ものですが、私立や公立等、病院の設立形態に関係なく、常に赤字ギリギリでした。なぜこんなに経営が苦しいのか、それは病院収入の原資となる診療報酬が意図的に抑制され続けてきたからです。診療報酬は、診察や治療、手術、入院、薬の処方などの医療行為によって、病院や薬局が受け取る収入ですが、全国一律になるように国が値段を定めている「公定価格」なのです。

私は長年より安全で質の高い医療を実現するために、医師や病院の窮状を訴えてきましたが、あまり顧みられなかった大きな原因は、病院や医者は儲けていると思われてきたからです。

しかし、今回のコロナ禍で、病院経営の厳しさが読者の皆さんにもわかっていただけたのではないでしょうか。海外旅行の際に皆さんも保険に入ると思いますが、それは海外の医療費が日本と違ってビックリするほど高いからなのです。

［136ページ・図表19］は虫垂炎の治療で病院が得る収入です。日本は欧米の3分の1から5分の1以下です。日本は安くていいと思われるかも知れませんが、病院に入るお金は少ないのに、患者さんの窓口負担は決して低くありません。ヨーロッパの国々は窓口負担がゼロという国も少なくないのです。

日本の対GDP比の医療費が少ないことは129ページで述べましたが、医師が〝薄利多売〟や長時間労働を強いられるのも、その原因は単価が安すぎる診療報酬に原因があるのです。国民は高い窓口負担に加えて、医療の質の低下という深刻な問題を抱え、国民と病院両者にしわ寄せが来るという理不尽な構図になっています。

［コラム］

診療報酬について

――患者さんが払うお金と病院、薬局が受け取るお金

患者さんが払うお金と病院、薬局が受け取るお金、診療報酬について内訳を少し説明しましょう。

私たちが支払うお金に関わることなので知っておいて損はないと思います。先ほど、診療報酬は国が決める公定価格だと書きました。そのうち検査・手術・入院などの医療行為にかかるいわゆる「診療報酬本体」は2年に1回改訂されます。もう一つ、「薬価等」は処方や投薬などで使用される医薬品・医療機器の価格で、毎年改定されています。診療報酬は点数で決まっています。外来で診察を受けた場合は次のようになります。

初診料は288点。2回目以降は再診料73点に外来管理加算52点、明細書発行体制等加算1点の、合わせて126点。これが基本診療料です。1点が10円です。これにオプションの指導管理料が付きます。例として特定の病気で医師が診察・指導した場合に付く特定疾患療養管理料があります。該当する疾患はがん、糖尿病、高脂血症、高血圧症、狭心症、喘息、脳梗塞などです。これは入院設備がない、または入院ベッド数が19床以

下の医療機関、いわゆるクリニック（診療所）では225点です。再診で高血圧症の治療を受けた場合を例にとって計算してみましょう。

再診料73点など基本診療料126点。高血圧症の特定疾患療養管理料が225点。処方箋料が68点、特定疾患処方管理加算2が66点。合計で485点になります。

1点10円なのでクリニックの収入は4850円です。患者さんが3割負担なら、10円未満が四捨五入されて1460円が窓口で支払う金額になります。

これに患者さんには薬の支払いが加わります。調剤料基本料42点と内服調剤料（22日分以上30日分以下の場合）77点、薬剤服用歴管理指導料（3月以内再度処方箋・手帳なし）57点、内服薬薬剤量28日分の448点の合計624点で、薬局の収入は6240円になります。

患者さんは3割の1870円を薬局に支払いますが、このように、診察よりも薬局への支払いが高くなることは珍しくありません。

診療所や病院は医師以外に事務員、看護師などの人件費や設備費もかさむので、医療機関の経営はラクではありません。

3割負担といっても別に健康保険料を毎月収めているわけですから、患者さんの負担もかなりのものになります。

［図表19］日本の治療費が安いのはいいことだけれど……
虫垂炎手術の都市別費用

都市	入院・治療総額	自己負担
ニューヨーク	216万円	☆
ロンドン	152万円	なし
バンクーバー	150万円	なし
パリ	113万円	なし
ローマ	110万円	検査料の一部
ソウル	63万円	不明
さいたま（済生会栗橋病院）	40万円	5万〜6万円
北京	20万円	不明

※AIU保険会社2008年調べなどを医療制度研究会で改編。費用は、外国人が私立病院の個室を利用し手術も複雑でない場合を想定。また総額は手術のほか、看護費用、技術料等および平均入院日数の病室代を含む。1ドル＝105円換算。※自己負担はOECD加盟国の基礎的な医療への適用のための公的な制度における患者一部負担額・割合を参考に試算（1ドル105円、1ユーロ143円）。◎欧州は自己負担なしが多く、あっても支払上限が設定されている国が多い。☆米国のメディケア（公的保険）は最初の60日間は1,184ドル（124,320円）自己負担

手術に使う器具をケチらなければ赤字になる？

私が現役の外科医だったときに感じていた、外科医にとって厳しい診療報酬のルールです。

手術器具の発達で、以前は針と糸を使っていた手術の縫合方法も大きく変化しました。手術法や器具の発達で、小さな傷で肺や胃、大腸などの手術も可能となったのです。切除部位はホチキスのような縫合器で縫い合わせるのですが、手術の診療報酬点数で1回の手術で使える数が決まっているのです。

患者さんの病気の範囲などによって、決められた数より多くの縫合器を必要とするのですが、手術点数に決められた上限を超えると、その分が赤字となるのです。もちろん、現場の医師は患者さんの安全を優先して、赤字覚悟で決められた数以上の縫合器を使って手術

をしています。しかし病院が損をする仕組みを国が作っていることには、どうしても納得がいきませんでした。

このように患者さんを守る視点は、新型コロナ感染に対する治療でも同じです。自身や家族の感染の危険性を感じながらも、多くの医療者が現場で踏ん張っています。

しかし医師数や看護師数が不足しているため、病院が赤字であるために医師や看護師などの労働環境改善は不可能に近いのです。第3章では医師の過労死、第5章で紹介する地方の病院勤務医のように、過酷な条件に耐えて働いているのです。

地方の小規模病院が切り捨てられる

コロナがなくても医療を取り巻く状況は徐々に悪化していました。それは病院の収入を決める診療報酬が消費者物価指数などと比べても抑えられたうえに、さらに最近の改定率はマイナスが続いていたからです【図表20・21】。診療費に関わる本体部分はわずかにプラスですが、薬価部分がマイナスで、トータルでマイナスになっています。

今年度の診療報酬改定の特徴として、過酷な勤務環境となっている地域の救急医療体制を支えるための「地域医療体制確保加算」という、新たな項目が設置されました。

適切な労務管理などを実施できる医療機関を評価するための要件として、「勤務医の勤務時間、夜勤状況の把握」、「勤務医の負担軽減や処遇改善に関する計画の作成と定期的な見直し」、これらにつ

[**図表20**] 消費者物価指数を大きく下回ってきた診療報酬「30年抑制された医療費」

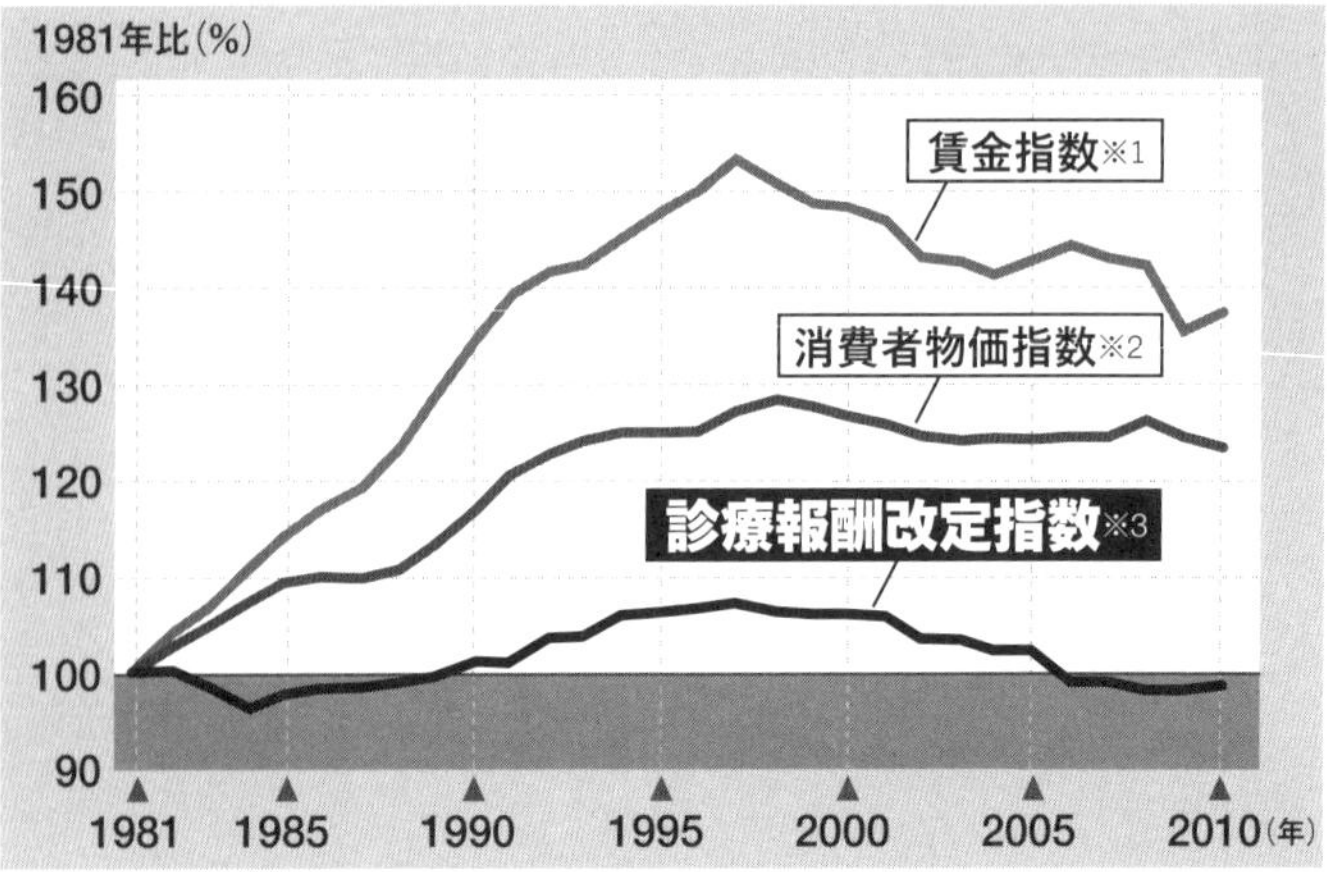

※1 厚生労働省「毎月勤労統計調査」賃金指数(現金給与総額、事業所規模30人以上)による。2011年2月16日公表分　※2 総務省統計局「消費者物価指数年報」による。2011年8月12日公表分　※3 厚生労働省発表全体改定率による。1981年を100とした指数で、当該年度の改定率を前年度の指数にかけることで、おおよその診療報酬単価の推移を示したもの

[**図表21**] 全体としてはマイナスに……診療報酬の改定率

2010年	**診療報酬**(本体・医療部分)	1.55%
	薬価等	−1.36%
	全体の改定率	**0.19%**
2012年	**診療報酬**(本体・医療部分)	1.38%
	薬価等	−1.38%
	全体の改定率	**0.004%**
2014年	**診療報酬**(本体・医療部分)	0.10%
	薬価等	−1.36%
	全体の改定率	**−1.26%**
2016年	**診療報酬**(本体・医療部分)	0.49%
	薬価等	−1.33%
	全体の改定率	**−0.84%**
2018年	**診療報酬**(本体・医療部分)	0.55%
	薬価等	−1.45%
	全体の改定率	**−0.9%**
2020年	**診療報酬**(本体・医療部分)	0.47%
	薬価等	−1.00%
	全体の改定率	**−0.53%**

『m3.com』2019年12月17日より一部引用

いて助言する責任者を据えるなど。「医師の働き方改革」を意識した内容です。

しかし、対象になる病院の要件として、「救急用の自動車または救急医療用ヘリコプターによる搬送件数が年2000件以上」とあり、ある程度規模が大きく人員に余裕がある病院ではないと適用が難しいでしょう。

第1章や第5章に出てくる地方の200床以下の病院は、そもそも人手不足が極まっています。そんな病院には「勤務医の負担軽減や処遇改善の定期的な見直し」ができるように、医師や医師の業務負担を軽減するスタッフの増員が必要ではないでしょうか。

ところが、政府が進める政策によって、地方の病院はますます苦境に立たされようとしています。

それが「地域医療構想」で、2014年に成立した医療介護総合推進法によって都道府県が策定することを義務化している政策です。将来の人口推計をもとに、高齢化社会に対応するために病床を全国で16万~20万床削減する目標を掲げています。

厚労省は2019年に医療実態の調査や将来の需要推計をもとに、整理・統合対象になる全国424病院を発表し、地域に衝撃を与えました。ただ、整理・統合の元になったデータ不備が認められて、対象になった病院からのクレームで整理・統合が撤回される事態も起きています。

病床の区分として高度急性期機能、急性期機能、回復期機能、慢性期機能と4種類ありますが、「地域医療構想」の基本的な考え方として、さらなる高齢化に備え、救命救急などを行う高度急性期機能の病床を減らし、リハビリなどを行う回復期病床を増やそうというのが国の方針です。その中で全体的に病床を減らそうというのです。

余裕を持った医療体制を作る必要がある

確かに高齢化に備え、医療体制の見直しをしていくことは必要です。しかし、今回の新型コロナ感染で明らかになったように、医療にもある程度の余裕が必要です。消防も警察も自衛隊も、「最近は火事や交通事故が少ないから、戦争がなさそうだから減らそう」なんて言われていません。

私は、「日本人の命の砦は医療です」と取材や講演で訴えていたんですが、新型コロナで残念ながら医療崩壊が現実のものとなってしまいました。消防や警察、自衛隊と同様に、医療も国民の生命を守る社会的インフラです。そこを〝黒字化、黒字化〟と言い始めたら……。

それは、今回の新型コロナの対応にも表れました。検査数を増やすための保健所の体制や人員拡充もしませんでした。２０２０年の第１波後にやろうと思えばできたはずです。新型コロナ患者を受け入れ、もしくは診療控えで赤字になった病院や診療所に対する補助も後手後手に。政府のやったことは「アベノマスク」、そして経済最優先の「ＧｏＴｏキャンペーン」だったわけです。「アベノマスク」は総額５０７億円（朝日新聞7月27日電子版）。「ＧｏＴｏキャンペーン」の予算は約１・７兆円。この事業は電通など民間企業が受注して、下請け業者に再委託、再々委、再々々委託……。せめて医療体制を守るためにも同じくらい、もしくはそれ以上に予算を投入すべきでした。忘れてはならないのは、新型コロナウイルスが収束しても新たな感染症は必ずやって来るということです。

新型コロナでは、次の章で詳しく述べる「地域医療構想」に対しても新たな動きが出てきていま す。新型コロナウイルスへの対応に備えるため「病床の大幅削減などを目指す『地域医療構想』を土台から見直す」と徳島県の担当者が述べたのです(徳島新聞2020年5月16日)。

第5章では、医療崩壊を防ごうと苦闘する、地方の医師や医療関係者の姿を紹介します。

第5章

切り捨てられる地域医療と患者たち

厚労省「地域医療構想」と日本の医療システムの問題

和田秀子

「『定額報酬制度』があり、
患者に必要な治療ができないことがあります。
病院の収入が増えないからです」

——ある首都圏の病院に勤める看護師

医師を増やさずに「働き方改革」を断行したら、地域医療は壊滅します

――士別市立病院院長 長島 仁さん

働きすぎた院長が入院した――

第1章で紹介した、士別市立病院（北海道士別市）の院長、長島仁さんに再び登場してもらおう。

37ページでご紹介したように、士別市立病院では、新型コロナ第1波の真っ只中だった2020年4月、約200㎞離れた稚内の病院へ2時間44分かけて救急患者を搬送した。というのも、東京23区の約2倍という広大な士別市に、病院は士別市立病院たった一つ。いくら人口が少ないとはいえ、広大な地域に人がまばらに住んでいるということは、それだけ医療へのアクセスが困難になるということだ。コロナ禍で受け入れ先が見つからなかったとはいえ、200㎞も離れた病院に救急患者を運ばねばならないほど、地方では医療過疎が深刻な課題なのだ。

繰り返しになるが、こうした状況を補うため、60歳の長島院長は想像を絶するほど忙しく働いている。

「私の場合は、病院の管理者も務めていますので、どれだけ長時間労働をしても労働時間にカウン

トされません。管理者なのでかりに突然死しても労災にはならないと、ある厚労省の役人から言われたことがあります」

いつ過労死してもおかしくない働き方をしていた長島院長。今回の取材が終わったあとの2020年7月、院長からこんなメールが届いて、言葉を失った……。


実は今、札幌の病院の病棟の中からメールをしています。

今日、耳鳴りで受診し、突発性難聴疑いでそのまま入院となりました。

昔働いたことのある病院に入院です。

過労とストレスのせいだろうとのことです。

点滴しながら、来週、1週間休むため、業務調整がめちゃくちゃ大変で、電話やメールで、かなり疲れました。

入院しても完全な休息にはなりにくいです。（中略）

退職するしか楽になる道はないのかなとよく考えます。


本当であれば、〝医師の働き方改革〟を進めたいのは、命の危険を感じながらギリギリで働いている長島院長のような医師たちのはずだ。厚労省が提言しているとおりに医師の働き方改革が進めば、長島院長のように過労やストレスで倒れる医師は減るはずだし、過労自死もなくなるだろう。かりに入院した場合でも、ゆっくり治療に専念できるのだから。

ところが、長島院長が入院する少し前の取材で、医師の働き方改革について長島院長に意見をうかがうと、次のような意見が返ってきた。

「私だって、医師の働き方改革について反対する理由はありません。やれるならやったほうがいいに決まっています。でも、うちの病院で厚労省が示している目標どおりに労働時間を削減したら地域医療が崩壊してしまいます。私のまわりにも、医師の働き方改革自体に反対する医師は少ないですよ。私は医者になって33年たちますが、今までに直接の知り合いや、間接的な知り合いまで含めたら、突然死した医師が5人以上いますから。労働時間も長いし、やっぱり精神的なストレスもある。ですから、こんな田舎の病院でも、本当に働き方改革ができるなら、それはとてもよいことだと思います。ですが、現実はそうはいかないのです」

市内唯一の救急病院だから、毎日が輪番の当番になる

根本には、やはり圧倒的な医師不足という問題がある。

「うちの病院は、厚労省が示している働き方改革のA水準に入ります（75ページ参照）。つまり、通常の時間外労働時間は年960時間以下。連続勤務時間は28時間までで、次の勤務まで9時間空けなければなりません。しかし、うちは当直のできる常勤医が3人しかいないので、この規則を守ったら夜間救急を閉鎖しなくてはならなくなります。労基署からも、『おたくの病院は〝日当直〟とし

て認められせん』と言われていますから……」

日当直というのは、いわゆる〝宿直〟と同じことで、医師の本来業務である診断や治療は行わず、緊急の電話や患者対応のみに限られる。そのような緊急業務がない場合は、基本的に睡眠をとるなどして休めることを前提に、いままで〝日当直〟は、労働時間には含まれなかった。しかし実態は、さまざまな業務を行っていることが多いとして、労基署は、今後は〝夜間勤務〟として労働時間に入れなければならないと通達してきたのだという。

そうなると、これまでどおり宿日直を行っていたら、医師の働き方改革に定められている〈時間外労働時間は年960時間以下、連続勤務時間は28時間まで〉という基準を超えてしまうことになるのだ。

「正直なところ、〝日当直〟に関しては、労基署に認めてもらえるだろうと思っていました。うちの病院の夜間救急には、軽いケガなどの方しかいらっしゃいませんし、それも一日に3件程度ですから。外科手術などが必要な急性期患者は、お隣りの名寄市立総合病院で受けていますからね。それに、コロナ禍で救急外来に来る患者は減っているので、一晩中眠っていられることもあります。でも、『認めるわけにはいかない』と言われて。

理由を聞くと、『おたくは士別市で一つしかない病院だから、毎日が輪番（当番）のようなものでしょう。だから（負荷がかかりすぎるので）認めるわけにはいきません』と言うのです。こんな矛盾した話があるでしょうか……。

うちの病院の場合、宿日直を労働時間に含めてしまうと、科によっては当直明けに診療する医師がいないという事態になります。それを避けるためには、医師を増やしてもらうか、夜間救急を閉じるしかありません」

アルバイトの医師がいなくなったら、夜間救急が維持できない

次ページの［図表23］を見てほしい。士別市立病院の救急外来の宿日直表がある。これを見ると、常勤医が担当するのは月水金のみ。ほかの曜日は、すべてバイトの出張医に頼っている。

「これがうちの当直パターンです。火・木・土・日は、バイトの先生たちによって支えられています。本当にありがたい支援で、これがなければ絶対に救急医療が維持できません。うちの病院は、医師の平均年齢が60歳。じつは私も60歳。私がこの病院の平均です。ちなみに最年長は72歳です。信じられますか？」（勤務状況は２０２０年7月現在）

士別市立病院は、アルバイト医師に支えられているといっても過言ではない。士別市の隣の名寄市立総合病院や、旭川医科大学、それに土日は北海道大学からも、アルバイト医師が助っ人でやってくる。

「けれど、アルバイトの先生たちも、うちでの診療時間を〝時間外労働〟としてカウントされたら、厚労省が定めた労働時間を超過してしまいます。もう、うちには来られなくなるでしょう。そしたら、この士別市立病院には救急外来はなくなります。何が起こるかというと、夜にちょっと発熱し

ただけでも、数十km先の病院まで運ばないといけなくなるのです」

実際に、厚労省が、二つの大学病院で働く医師を対象として調査した「医師の働き方改革の地域医療への影響に関する調査」（2020年7月31日に発表）によると、アルバイト先の病院の労働時間を合算すると、時間外労働時間が年960時間を超過する医師が多かった。

〈大学病院で働く医師については、時間外労働の上限が年間960時間の場合には、副業・兼業のために別枠で年間420時間まで認める制度を導入すべき〉

2020年6月、このような提言をまとめたのは、日本医師会などのメンバーでつくる「医師の特殊性を踏まえた働き方検討委員会」だ。たしかに、こうでもしないと地域の病院は立ちゆかなくなる。しかし、本来なら労働時間を減らすためにどうするか、を考えるのが筋ではないか。どうしても業務が追いつかない場合は、「医師を増やす」選択肢もあるはずなのだが……。

この提言をまとめた委員会の答申を読んでみると、医師の倫理に関する規定をまとめた〝WMAジュネーブ宣言〟から引用して、〈医師の一人として、私は、人類への奉仕に自分の人生を捧げることを厳粛

[図表23] 士別市立病院救急外来（宿日直）担当医表

月	火	水	木	金	土	日
常勤医	出張医	常勤医	出張医	常勤医	出張医	出張医

救急外来をこなす宿日直担当医の多くを大学派遣などの出張医に頼らざるを得ない。
常勤医の平均も60歳で最高齢は72歳（2020年7月現在）

に誓う〉などと記されている。医師として〝奉仕の精神〟がいかに重要であるかが謳われているのだ。しかし、だからといって医師が過労死していいわけではないだろう。

ためしに日当直の医師募集をインターネットで調べたところ、次のように驚くほど長時間労働の募集が出ていた。

〈土曜日に外来のない病院〉土曜日朝9時〜翌々日月曜日朝8時まで（拘束47時間）
〈土曜日に外来がある病院〉土曜日午後5時〜翌々日月曜日朝8時まで（拘束39時間）

費用を抑えるために患者を切り捨てる医療システム

――士別市立病院（北海道士別市）院長　長島 仁さん、研修医　前島拓矢さん、首都圏のある看護師

「私はもう治療を受けないほうがいいのか」と患者に思わせてしまう国

医療費を抑制しようとする動きは、患者が医療を受ける権利を脅かしている。長島院長は、こんなエピソードを明かしてくれた。

「うちの病院では、人工透析をやっているのですが、あるとき高齢の男性患者が、真剣な顔をして

こう言うのです。

『先生、私みたいな年寄りは、透析をやめたほうがいいのでしょうか』

私は、これを聞いて言葉を失いました。

ある有名人がブログで、人工透析になった患者なんて自業自得で、全額実費負担させろ、無理なら死んでもいいなんてことを書いて話題になりましたね。

この患者さん、少し認知症はあるものの、透析をやめたら自分は死んでしまうということは理解しています。それでも、自分みたいな年寄りが透析を受けるのは医療費のムダだ、と。だから、透析をやめて死んだほうがいいのか、と真剣に悩んでいるのです。

新聞をよく読む人ほど、こういう考え方をされているように私は思います。というのも、本田先生も指摘されていますが、日本政府にはいまだに〝医療費亡国論（第2章61ページ〜参照）〟の考え方が根底にあって、ことあるごとにメディアを使い《医療費がかさんで財政赤字になっている》といった論調で記事を書かせます。だから、新聞を読んでいる人ほど、医療費を使っちゃいけないと思わされているのです。

また、一時期は〝CT亡国論〟というのもありました。CTという優れた検査機械が入ったのに、〈購入費用が莫大で医療費がかさむから、こんな機械を入れるな〉という論調です。医者が自分たちの儲けのために医療費を使うから財政が大変になるんだ、というわけです。しかし、高齢化が進めば、それだけ医療費が増えるのは当たり前。そこを削るのは、国民の命を削ることに等しいでしょう」

患者に、自分みたいな年寄りは死んだほうがいいのではと思わせてしまう国。これが先進国と呼ばれる日本の姿だ。私たちはみんな国民健康保険料を支払っている。必要な医療は、どこに住んでいても、誰でも、遠慮なく受けられるべきなのだ。

診療報酬がとれないので、するべき治療ができない

医療費が抑制されてきたことで、患者が切り捨てられるエピソードは、枚挙に暇がない。取材をするなかで、首都圏のある病院の看護師からも、患者が不利益を被って苦しんでいるという事例を聞いた。

「同じ疾患で入院している患者でも受けられる医療が違ってくることがあります。というのも、診療報酬が違うからです。

たとえば、療養型病棟に入院している患者さんは、一つひとつの医療行為に対して診療報酬が付くのではなく、すべて引っくるめて一律でいくらという定額制になっています。これを、私たちは〝まるめ〟と呼んでいます。

ただし、例外があって、〝まるめ〟に入らない治療もあります。たとえば、透析などは〝まるめ〟ではなく、出来高算定なので、別途、診療報酬が付きます。ですから、同じ腎不全で入院している

患者さんでも、透析を受けている人のほうが、病院にとっては儲けが大きい。だから透析を受けている患者さんにだけ、貧血防止の注射を打ちます。この注射は1本、1万円もするんです。注射を打たないと、腎不全の患者さんは貧血になりやすいのです。

しかし、同じ腎不全でも、透析を受けていない患者さんには、打ちません。注射は〝まるめ〟で定額制なので、高い薬剤を使っても報酬は増えない。使えば使うほど、病院の利益が減るからです。当然、貧血になります。

どうすると思いますか？　輸血するのです。注射をしないで、あえて貧血にして輸血をします。なぜなら、輸血という医療行為は〝まるめ〟にならないからです。定額部分に入らないから、病院には別途、報酬が付く。お金のために、貧血防止の注射を打たず、わざと貧血にするのですよ。

輸血は移植と同じで、どうしてもそれしか方法がないときは仕方ないけれど、リスクが伴う。そんな危険なことを、いくら病院経営のためだとはいえ、あえてやるなんておかしいでしょう。だから、現場は抵抗して、担当する医師とケンカになるんです。もちろん患者さんは、お金のためにこんな不利益を被っているなんて知りません。これが、医療費が抑制され診療報酬も削られてきた、新自由主義下の病院の姿なのです」

この、〝まるめ〟というのは、専門用語でいうとＤＰＣ制度（Diagnosis Procedure Combination）と呼ばれる、診療報酬制度の俗称だ。疾病ごとに、入院に対する一日あたりの定額報酬が決められている。手術や人工透析などは、この定額報酬の中には含まれておらず、出来高算定となるものもある。

入院から一定の日数がたつと、同じ治療を行っていても報酬が下がっていく仕組みになっている。赤字を減らすことが至上命題になっている病院にとってみれば、定額報酬ならできるだけ安価な薬を使い、出来高算定となる治療を取り入れたいと思うのだろうか。それが患者の不利益であっても……。

先ほどの看護師が続ける。

「こうやって報酬がまるめられているので、入院中の患者さんが『目の調子が悪くなったから眼科にかかりたい』とおっしゃっても、この制度のもとでは入院中の眼科治療の報酬が〝まるめ〟になり定額に含まれてしまうので、退院してからにしてください、と言わないとあとで病院側から注意されます。認知症があって来院するのも大変な患者さんでも、ですよ」

運び込まれた認知症のおばあちゃんのために何もできない医療システム

第3章で登場した研修医の前島拓矢さんは、こんな経験を明かしてくれた。

「僕は、救急外来を担当しているのですが、そこに先日、認知症で興奮状態になったおばあさんが運ばれてきました。健康状態としては特に問題はなかったので、とにかく落ち着くまで様子を見てお帰りいただくということになったのですが、ご家族は大変困っておられました。今後、同様のことが起きた場合、どういうところに相談したらよいのかわからないわけです。

病院で相談先を探してご紹介しようと思ったのですが、そういう紹介業務はボランティアになる、と。つまり、入院してからの対応なら診療報酬が付くのですが、外来で同じことをしてもボランティアになるんです。病院の報酬にはならないんだと。そのことを僕は初めて知って、医師としてすごく葛藤がありました。

そのおばあちゃんが、また徘徊して、事故にあって運ばれてくるようなことがない限り、病院は診療報酬をとれない。結局、本当に大変にならないと助けにくいという仕組みになっているのです。まったく予防的な対応ができないシステムになっています。まず、そういう仕組みを変えていかなければならない、と」

こうした患者切り捨ての状況に対して、同じく第3章でも登場した全国医師ユニオンの植山直人さんは、次のような指摘をしている。

「どこの国でもむだに医療費が増えればいいとは誰も思っていません。しかし、国民が、手厚い医療を望むのであれば、それに合わせて医療費を増やし、しっかりした医療体制を作らないといけない。国民の要望が強いのに、国がそれを無視して医療費を削ると医療者が板挟みになってしまいます。その結果、過重労働をしたり過度な医療費の切り詰めをせざるを得なくなったりして、結局、患者が不利益を被ってしまうのです」

医療体制の維持のために72歳の医師を呼び戻した

話を士別市立病院の長島院長に戻そう。

植山さんが指摘したように、手厚い医療を望む国民と、医療費削減を進める国の板挟みにあっているのが、長島院長のような地方の病院の勤務医だ。長島院長は、深刻な医師不足ぶりを、こう話す。

「じつはうちは、あまりにも医師が不足しているので、いったん引退したベテラン医師を呼び戻しました。それも神奈川県から――」

士別市立病院の常勤医師は、平均年齢が60歳で、ちょうど長島院長がその平均だということは、すでに書いたとおりだ。常勤医の最高齢である72歳の医師が、その呼び戻された医師なのだという。

「彼は内科医で糖尿病の患者を診てもらっています。若い頃は熊本大学で生化学の教授をしていたのですが、その後、士別市に移住してこられて。長年、うちの病院の臨床医として頑張ってくれていました。ちょうど3年ほど前、引退して神奈川に住む家族の元に戻られたのです。でも、私はあきらめきれなくて、3回ほど神奈川に会いに行って、戻ってきてほしいとお願いしました。それで結局、士別市に戻ってきてくれた。もう72歳ですがフル勤務してくれています。ただ夜間はなるべく休んでもらっていますが、祭日の日直などはお願いすることもあります。私が疲れた顔をしていると『あなたのおかげでみんなが働きやすいんだよ』と言ってすごく気を遣ってくれる。いつも病院のことを心配してくれるやさしい先生です」

72歳の高齢医師を、家族の元から引き離して単身赴任させなければならないほど、地方の医師不足は深刻なのだ。それは近年、拍車がかかっている。

「2004年に新しく臨床研修医制度が始まる前は、大学の医局から、若手の医師を派遣してもらえましたが、この新制度が始まってから若手医師の多くは都会の総合病院で研修を受けるようになってしまった。その結果、大学も医師不足となり、なかなか私どものような田舎の病院に常勤医が来なくなってしまったのです」

新しい医師臨床研修医制度が始まる前は、医学部を卒業して医師免許を取得した医師は、出身大学の医学部の〝医局〟（教授を中心とした研究室や診療科のこと）に所属し、自身が進みたい科で一人前になるための研修を受けるのが一般的で、その間に関連病院に、いわゆるローテーションで派遣されていた。

しかし、時代の移り変わりとともに、こうした人事制度が問題視されるように。その結果、２００４年から新制度がスタートした。医師免許を取得したあとの2年間、若手医師は、自分が希望する大学の付属病院か、厚労省が指定する研修プログラムのある病院で臨床研修を受けるシステムになった。つまり、自由に研修先を選べるようになったのだ。ところが、この新制度がますます地方の医師不足を加速させることになった。

そもそも大学を卒業して、医師に成りたての研修医に頼らざるを得ないほど医師不足であることがおかしいのだが、若手の医師たちは、設備が整った都会の大学病院や総合病院での研修を希望するようになり、地方の病院を研修先に選ぶ若手医師が激減した。結果、士別市立病院のように、かつて28人いた常勤医が9人となり、しかも平均年齢60歳で、72歳の高齢医師を呼び戻さなければならないような病院も出てきた。

週末の札幌の空港には、北海道各地から単身赴任の医師が帰ってくる

「今や田舎の病院は、都市部からの単身赴任者や、田舎で頑張ろうというレアで限られた人たちに、なんとか支えられているという状況です。

あまり知られていませんが、札幌には新千歳空港のほかに札幌丘珠《おかだま》空港というのがあるのです。おもに北海道内を飛んでいて、女満別や釧路、利尻島などへ行く便が出ています。この札幌丘珠空港に金曜日の最終便に乗って札幌に戻って来る人には、医師が多くいるそうです。週末は札幌の自宅で家族と過ごして、月曜日になったらまた北海道の僻地の病院に単身赴任で仕事をしにいくという生活。

そういう私も単身赴任生活15年ですから。結婚して30年以上たちますが、妻は産婦人科医で札幌に住んでいます。こっちに来た頃は小学生だった娘も、すでに独立したので自宅に戻っても奥さんしかいない。さみしいですよ。

妻には何度も、『こっちに来て働かないか』と誘いましたが、『私は映画館がないようなところに住むつもりはない』とキッパリ言われてしまいました。都会と違って、士別じゃ子どもを預けて働くというのも、なかなか難しいですから、女性のほうが田舎で働くのは難しいんじゃないでしょうか。

こうした状況を改善するためには、とにかくもっと医師数を増やして、田舎にこぼれてくる医師を増やさないことにはどうしようもない。国が本気になってガンガン動いて医師を配置していかな

い限り、解決の糸口は見えてきません」

地方の医療は、長島院長のようにまさにみずからの生活を犠牲にしている医師の上に成り立っている。しかし、このような状況のなかで、地域医療の崩壊に拍車をかける政策が進められている。

島に一つしかない病院が整理・統合対象に

厚労省は今後、人口が減っていくという前提で、2025年に必要となる病床数を推計。全国の病床を16万~20万床削減する目標を掲げている。また、高齢化社会に対応していくため、おもにリハビリなどが必要な人が入院する慢性期病棟を増やし、代わりに積極的な治療が必要な人が入院する急性期病棟を減らしていく方向性を打ち出した。これを「地域医療構想」と呼ぶ。2014年に成立した「医療介護総合確保推進法」によって、制度化された。厚労省は、2025年までに進める方針だ。

医療費を抑制しようという地域医療構想を元に、各都道府県は、病院の廃止・統合、病床の削減などを行ってきた。しかし、これが思うように進んでいないことにしびれを切らした厚労省は、2019年に全国で統廃合の対象となる424病院のリストを発表【図表24】。あまりにも突然だったため、「うちの病院が対象になっている！」「地域の病院がなくなる！」と、大騒ぎになった。

じつは、士別市立病院がある上川北部医療圏でも、424病院のリストに入っている病院が3つある。いったいどんな病院なのか――。長島院長は、こう解説してくれた。

[**図表24**] '19年9月、厚労省が再編の検討を求めた全国の公立・公的病院①

北海道	北海道社会事業協会函館、木古内町国保、国立病院機構函館、市立函館南茅部、函館赤十字、函館市医師会、森町国保、松前町立松前、厚沢部町国保、奥尻町国保、長万部町立、八雲町熊石国保、せたな町立国保、今金町国保、北海道社会事業協会岩内、国保由仁町立、市立三笠総合、国保町立南幌、国保月形町立、市立美唄、栗山赤十字、市立芦別、北海道社会事業協会洞爺、地域医療機能推進機構登別、白老町立国保、日高町立門別国保、新ひだか町立三石国保、新ひだか町立静内、市立旭川、国保町立和寒、JA北海道厚生連美深厚生、町立下川、上富良野町立、猿払村国保、豊富町国保、利尻島国保中央、中頓別町国保、斜里町国保、小清水赤十字、JA北海道厚生連常呂厚生、滝上町国保、雄武町国保、興部町国保、広尾町国保、鹿追町国保、公立芽室、本別町国保、十勝いけだ地域医療センター、清水赤十字、町立厚岸、JA北海道厚生連摩周厚生、標茶町立、標津町国保標津、町立別海
青森県	国保板柳中央、町立大鰐、国保おいらせ、国保南部町医療センター、国保五戸総合、三戸町国保三戸中央、青森市立浪岡、平内町国保平内中央、つがる西北五広域連合かなぎ、黒石市国保黒石
岩手県	国立病院機構盛岡、岩手県立東和、岩手県立江刺、奥州市国保まごころ、一関市国保藤沢、洋野町国保種市、岩手県立一戸、岩手県立軽米、盛岡市立、奥州市総合水沢
宮城県	蔵王町国保蔵王、丸森町国保丸森、地域医療機能推進機構仙台南、国立病院機構仙台西多賀、国立病院機構宮城、塩竈市立、宮城県立循環器・呼吸器病センター、栗原市立若柳、大崎市民病院岩出山分院、公立加美、栗原市立栗駒、大崎市民病院鳴子温泉分院、美里町立南郷、涌谷町国保、石巻市立牡鹿、登米市立米谷、登米市立豊里、石巻市立、南三陸
秋田県	大館市立扇田、地域医療機能推進機構秋田、湖東厚生、市立大森、羽後町立羽後
山形県	天童市民、朝日町立、山形県立河北、寒河江市立、町立真室川、公立高畠、酒田市立八幡
福島県	済生会川俣、地域医療機能推進機構二本松、三春町立三春、公立岩瀬、福島県厚生連鹿島厚生、福島県厚生連高田厚生、福島県厚生連坂下厚生総合、済生会福島総合
茨城県	笠間市立、小美玉市医療センター、国家公務員共済組合連合会水府、村立東海、国立病院機構霞ケ浦医療センター、筑西市民
栃木県	地域医療機能推進機構うつのみや、国立病院機構宇都宮
群馬県	群馬県済生会前橋、伊勢崎佐波医師会、公立碓氷、下仁田厚生

埼玉県	蕨市立、地域医療機能推進機構埼玉北部医療センター、北里大学メディカルセンター、東松山医師会、所沢市市民医療センター、国立病院機構東埼玉、東松山市立市民
千葉県	千葉県千葉リハビリテーションセンター、国立病院機構千葉東、地域医療機能推進機構千葉、千葉市立青葉、銚子市立、国保多古中央、東陽、南房総市立富山国保、鴨川市立国保、国保直営君津中央病院大佐和分院
東京都	国家公務員共済連九段坂、東京都台東区立台東、東京都済生会中央、東京大学医科学研究所付属、東京都済生会向島、地域医療機能推進機構東京城東、奥多摩町国保奥多摩、国立病院機構村山医療センター、東京都立神経、国保町立八丈
神奈川県	川崎市立井田、三浦市立、済生会湘南平塚、秦野赤十字、国立病院機構神奈川、相模原赤十字、東芝林間、済生会神奈川県、済生会若草、横須賀市立市民
新潟県	新潟県立坂町、新潟県立リウマチセンター、新潟県厚生連新潟医療センター、国立病院機構西新潟中央、豊栄、あがの市民、新潟県立吉田、三条総合、新潟県立加茂、見附市立、国立病院機構新潟、厚生連小千谷総合、新潟県立松代、新潟県立妙高、上越地域医療センター、新潟県立柿崎、新潟県厚生連けいなん総合、魚沼市立小出、南魚沼市立ゆきぐに大和、町立湯沢、労働者健康福祉機構新潟労災、佐渡市立両津
富山県	あさひ総合、富山県厚生連滑川、富山県リハビリテーション・こども支援センター、かみいち総合、地域医療機能推進機構高岡ふしき
石川県	国保能美市立、国家公務員共済組合連合会北陸、津幡町国保直営河北中央、町立富来、町立宝達志水、公立つるぎ、地域医療機能推進機構金沢
福井県	国立病院機構あわら、坂井市立三国、越前町国保織田、地域医療機能推進機構若狭高浜
山梨県	地域医療機能推進機構山梨、北杜市立塩川、韮崎市国保韮崎市立、北杜市立甲陽、山梨市立牧丘、甲州市立勝沼、身延町早川町国保病院一部事務組合立飯富
長野県	川西赤十字、佐久穂町立千曲、長野県厚生連佐久総合病院小海分院、東御市民、国保依田窪、長野県厚生連鹿教湯三才山リハビリテーションセンター鹿教湯、長野県厚生連下伊那厚生、下伊那赤十字、国立病院機構まつもと医療センター松本、国立病院機構まつもと医療センター中信松本、安曇野赤十字、飯綱町立飯綱、長野県立総合リハビリテーションセンター、信越、飯山赤十字
岐阜県	岐阜県厚生連岐北厚生、羽島市民、岐阜県厚生連西美濃厚生、県北西部地域医療センター国保白鳥、国保坂下、市立恵那、岐阜県厚生連東濃厚生、国保飛騨市民、厚生会多治見市民

[図表24] '19年9月、厚労省が再編の検討を求めた全国の公立・公的病院②

静岡県	JA静岡厚生連リハビリテーション中伊豆温泉、伊豆赤十字、国立病院機構静岡てんかん・神経医療センター、JA静岡厚生連清水厚生、JA静岡厚生連静岡厚生、地域医療機能推進機構桜ケ丘、菊川市立総合、市立御前崎総合、公立森町、浜松赤十字、市立湖西、JA静岡厚生連遠州、労働者健康福祉機構浜松労災、共立蒲原総合
愛知県	津島市民、あま市民、一宮市立木曽川市民、愛知県心身障害者コロニー中央、みよし市民、碧南市民、中日、国立病院機構東名古屋、ブラザー記念
三重県	桑名南医療センター、三重県厚生連三重北医療センター菰野厚生、三重県厚生連大台厚生、済生会明和、町立南伊勢、市立伊勢総合、亀山市立医療センター
滋賀県	地域医療機能推進機構滋賀、大津赤十字志賀、守山市民、東近江市立能登川、長浜市立湖北
京都府	国立病院機構宇多野、市立福知山市民病院大江分院、舞鶴赤十字、国保京丹波町
大阪府	大阪市立弘済院附属、仙養会北摂総合、市立藤井寺市民、大阪府済生会富田林、済生会支部大阪府済生会新泉南、和泉市立、生長会阪南市民、健保連大阪中央、高槻赤十字、市立柏原
兵庫県	兵庫県立リハビリテーション中央、国家公務員共済連六甲、高砂市民、明石市立市民、多可赤十字、公立豊岡病院組合立豊岡病院出石医療センター、公立香住、公立豊岡病院組合立豊岡病院日高医療センター、公立村岡、国立病院機構兵庫中央、兵庫県立姫路循環器病センター、相生市民、たつの市民、加東市民、柏原赤十字
奈良県	済生会中和、奈良県総合リハビリテーションセンター、済生会御所、南和広域医療企業団吉野、済生会奈良
和歌山県	海南医療センター、国保野上厚生総合、済生会和歌山、国保すさみ、那智勝浦町立温泉
鳥取県	岩美町国保岩美、日南町国保日南、南部町国保西伯、鳥取県済生会境港総合
島根県	国立病院機構松江医療センター、地域医療機能推進機構玉造、出雲市立総合医療センター、津和野共存
岡山県	備前市国保市立備前、岡山市久米南町組合立国保福渡、総合病院玉野市立玉野市民、せのお、備前市国保市立吉永、労働者健康安全機構吉備

広島県	北広島町豊平、国家公務員共済連吉島、広島市医師会運営・安芸市民、広島県済生会呉病院、呉市医師会、国家公務員共済連呉共済病院忠海分院、日立造船健保組合因島総合、三原市医師会、府中北市民、国立病院機構広島西医療センター、総合病院三原赤十字、府中市民、総合病院庄原赤十字
山口県	岩国市立錦中央、岩国市立美和、光市立大和総合、周南市立新南陽市民、地域医療支援病院オープンシステム徳山医師会、光市立光総合、美祢市立美東、美祢市立、小野田赤十字、下関市立豊田中央、岩国市医療センター医師会、厚生連小郡第一総合、国立病院機構山口宇部医療センター、山陽小野田市民
徳島県	国立病院機構東徳島医療センター、徳島県鳴門、阿波、海陽町国保海南、国保勝浦、阿南医師会中央
香川県	さぬき市民、国立病院機構高松医療センター、香川県厚生連滝宮総合、済生会支部香川県済生会
愛媛県	西条市立周桑、国立病院機構愛媛医療センター、宇和島市立吉田、宇和島市立津島、鬼北町立北宇和、愛媛県立南宇和
高知県	JA高知、佐川町立高北国保、地域医療機能推進機構高知西、いの町立国保仁淀、土佐市立土佐市民
福岡県	福岡県立粕屋新光園、嶋田、嘉麻赤十字、飯塚嘉穂、労働者健康安全機構総合せき損センター、川崎町立、中間市立、遠賀中間医師会おんが、北九州市立総合療育センター、芦屋中央、宗像医師会、国立病院機構大牟田、飯塚市立
佐賀県	小城市民、国立病院機構東佐賀、地域医療機能推進機構伊万里松浦、町立太良、多久市立
長崎県	日本赤十字社長崎原爆、国保平戸市民、平戸市立生月、市立大村市民、日本赤十字社長崎原爆諫早、長崎県富江、北松中央
熊本県	国保宇城市民、国立病院機構熊本南、小国公立、天草市立牛深市民、熊本市医師会熊本地域医療センター、熊本市立植木、熊本市立熊本市民
大分県	杵築市立山香、臼杵市医師会立コスモス、竹田医師会
宮崎県	地域医療機能推進機構宮崎江南、国立病院機構宮崎東、五ケ瀬町国保、日南市立中部、えびの市立、都農町国保、国立病院機構宮崎
鹿児島県	済生会鹿児島、鹿児島市医師会、鹿児島厚生連、鹿児島赤十字、枕崎市立、南さつま市立坊津、肝付町立、公立種子島
沖縄県	該当なし

※のちに再編対象から除外された病院も含む

「一つは、町にたった一つしかない町立W病院。30床あって救急診療も担っています。これまで、すでに病床数を削減してきましたが、今後の人口減少を見据えて、ついに２０２１年3月までに病床をなくして〝診療所〟になることが決定しました。

二つめは、64床ある公的病院のB病院。こちらは、とにかく医師不足で、一時期は院長一人で診察していました。

三つめは、41床くらいある町立S病院。こちらは、医師は2名いるのですが、人口が減って患者が少ないのにそれでもまだ、看護師が足りないと困っています。矛盾していますよね……」

地域の人たちは、これらの病院を、さぞ頼りにしてきたのではないだろうか――。

「病院っていうのは、人口が減ったらから閉じましょうというわけにはいかない。そこに暮らす人がいるわけですから。厚労省としては、これら3つの病院がなくなっても、20㎞くらい走れば救命救急センターもある名寄市立総合病院があるのだから、そこへ運べばいいと思っているのでしょう。しかし、東京なら、この20㎞の間に大学病院が5つくらいあります。

北海道は、人口は少ないが、面積が広い。交通機関もないから、一つ病院がなくなったら簡単に医療難民が出ます。名寄からその北に位置する稚内の間にある病院5つのうち4つも整理・統合対象のリストに入っています。名寄と稚内の間は、１７０㎞。そんなとんでもない距離を移動して、どちらかの病院に行けというのでしょうか……。

しかも、利尻島や奥尻島など、島に一つしかない病院までリストに入っている。小さな診療所はありますが、病院は島に一つですよ。その病院が整理・統合対象です。もう笑うしかありません」

こうした離島では、新型コロナの検体を本島まで運ぶため、自衛隊の輸送車が出動していたという。病院がなくなってしまったら、島民の命は、どのように守るのだろうか。

整理・統合対象になった病院関係者が語る地域医療の実態

――公立豊岡病院院長　三輪聡一さん、日高医療センター病院長　田中愼一郎さん、出石医療センター病院長　西岡　顯さん、豊岡病院組合管理者　松原昭雄さん

整理・統合対象は機械的な基準で決められた？

ひっ迫する地域医療。では、「地域医療構想」で整理・統合対象として、厚労省にリストアップされた病院は、どう対応しているのだろうか。整理・統合対象になった病院を抱える公立豊岡病院組合が取材に応じてくれた。

関係者の証言を紹介する前に、いくつかのポイントを整理しておこう。まず、〝病院組合〟という名称について。

〝病院組合〞という名称は、聞き慣れない方も多いだろう。病院組合とは、地方自治法に基づき、広域的に病院を経営するために設置された特別地方公共団体のこと。正式には、〝一部事務組合〞と呼ぶため病院名に組合という名称がつく。

次に、豊岡病院組合の立地と、その環境について。

豊岡病院組合は、兵庫県北部の豊岡市にある。豊岡市の人口は、7万9906人（2020年12月31日現在）。兵庫県の市町村でもっとも面積が広い自治体（697・55㎢）、東京23区（627・57㎢）と同じくらいの広さを誇る。

日本海側に面しており、野生のコウノトリの生息地もあるほど自然環境に恵まれた地域だ。

この兵庫県北部の但馬地域は、豊岡市以外に養父《やぶ》市、朝来《あさご》市などで但馬医療圏を形成し、圏域内には合計8つの公立病院がある。この地域では入院施設があるのは公立病院のみで、そのうち4つ（豊岡病院、日高医療センター、出石《いずし》医療センター、朝来医療センター）が豊岡病院組合立の病院である。

今回の取材では、地域の基幹病院である豊岡病院の院長、三輪聡一さん、整理・統合対象として名指しされた、日高医療センター病院長の田中愼一郎さん（7章に寄稿）、同じく名指しされた出石医療センター病院長の西岡顯さん（7章にも登場）、そして豊岡病院組合の管理者である松原昭雄さんの4人に対応していただいた。

まず、簡単にそれぞれの病院を紹介しておこう。

【公立豊岡病院組合豊岡病院】

豊岡病院は、地域の基幹病院で５１８床のベッド数があり、救命救急センターや、がん治療の拠点病院としても機能している。また、感染症指定病院でもあり、今回の新型コロナ対応でも発熱外来を設置。院内でＰＣＲ検査を行うなど、公立病院として豊岡市を中心とした地域で大きな役割を果たしてきた。

【公立豊岡病院日高医療センター】

豊岡市日高町に位置する公立豊岡病院日高医療センターは、次に紹介する出石医療センターと並んで整理・統合対象の病院に挙げられている。一般病床が57床。内科、外科、整形外科、産婦人科、眼科、皮膚科の6科あり、透析センターも有する。

【公立豊岡病院出石医療センター】

豊岡市の出石町に位置するこの病院も整理・統合対象に挙げられている。一般病床が55床あり、うち22床が地域包括ケア病床（在宅復帰に向けてリハビリなどを行う病床）として運用。内科、外科、整形外科、リハビリテーション科、放射線科などがある。近隣の特別養護老人ホームなどと連携し、早くから地域で高齢者が自立して生活できるよう総合的な支援を行っている。

豊岡病院組合には、ほかに朝来市にある公立豊岡病院組合朝来医療センターがある（一般病床104床、地域包括ケア病床46床）。繰り返しになるが、豊岡病院組合では、日高医療センターと出石医療センターが厚労省の整理・統合対象の424リストに入ったわけだが、取材を受けてくれた4人の方々にその感想を聞いた。口火を切ったのは、豊岡病院組合の管理者の松原さんだ。

「たしかに名指しされて衝撃はありましたが、ほかの地域に比べたら、うちはましだったと思います。というのも、厚労省は、ただ機械的な基準で当てはめただけなのがわかっていたからです」

〝機械的な基準〟とは、どういうことか——。松原さんが、こう続ける。

「全国の病院は、自分のところの病院がどんな医療を提供しているのか、毎年1回、厚労省に報告することになっています。その際、病棟を持っている病院は、その病棟の機能を①高度急性期、②急性期、③回復期、④慢性期のうちから病棟ごとに一つ選んで報告します。

今回、名指しされた日高医療センターも出石医療センターも病棟が一つしかありません。ですから、急性期の方もいれば回復期の方もいらっしゃいます。多くは回復期の患者さんなのですが、急性期の患者さんも混在している場合は、『うちも急性期を診ることができます』という意味で、〈急性期〉と厚労省に報告するケースが多い。

というのも、現場からすると『うちの病院は回復期の患者さんしか診ていません』というと、それより高度な急性期の患者は診られない病院なのか、という誤解を与えてしまうという危惧があるからです。

実際には、回復期の患者さんのほうが多いが、急性期も診るので〈急性期〉と報告していました。しかし、厚労省は現場を見ているわけではありませんから、機械的な基準で判断して、〈急性期病棟というわりには急性期の患者が少ないね〉と。急性期を診ているなら、近くに500床超える豊岡病院があるのだから、そちらに統合したらいいよね、ということなのです。だからリストに入ってしまった。ですから実態に即して〈回復期〉と報告し直しました。そうするとリストから外れることになると思います。

実際に、回復期と報告をし直した病院については、再編統合の議論はしないと厚労省も言っています」

国の発表はいらぬお節介

地域医療構想の中で、厚労省は加速する高齢化社会に向け急性期病床を減らし回復期病床への転換を進めてきた。今回の424リストでは、現場の実態を細かく確認することなく、転換を促すために整理・統合対象として公開してしまったというわけだ。

「厚労省は、地域医療構想が持ち上がってからも、病院の整理・統合や急性期病棟から回復期病棟への転換がなかなか進まないので、刺激策を講じたということかもしれません。ただ予想以上の反響だったので、各地に説明の行脚をされていました」

しかし、こうしたいい加減な発表をされたら、対象になった病院がある地元はたまったものではない。地域の住民たちも、「病院がなくなるのではないか」と不安に陥ったという。

「実際に地域の方から問い合わせもありました。不安の声が大きかったので、私ども病院組合で2カ月に1度発行している広報誌で、〈リストに名前が載っているが心配いりません〉という〝訂正記事〟を出しました」

実際に、その広報誌には、次のように書かれていた。

《先日、厚労省から乱暴な発表がありました。医療機関の配置状況や診療実績を全国一律の基準に機械的に当てはめた上で、全国424病院（兵庫県内で15病院、但馬地域では4病院）を名指ししました。これらの病院の再編・統合などを促すためです。東京都と同じ面積の但馬地域では、公立病院が中心となって入院医療を提供しています。各々の役割分担も進んでいます。（中略）国は国立病院を設置することもなく、但馬の医療は地域に任せています。今回の発表も、要らぬお節介です。日高医療センターや出石医療センターが無くなるのではないかと心配された方もいらっしゃるかと思いますが、国にそのような権限はありません（後略）》（2019年11月公立豊岡病院組合広報誌『ホスピタル』第89号より）

厚労省に言われるまでもなくそれぞれの病院で役割分担しながら地域医療を守ってきた、豊岡病院組合の強い矜持《きょうじ》が読み取れる。

医師不足で病床の維持ができないと患者とその家族にしわ寄せが

名指しされた出石医療センター病院長の西岡さんは、〝医師不足〟が、地域医療構想を進めるうえでネックになっている、と次のように明かす。

「出石医療センターは、豊岡病院組合の中で、最初に地域包括ケア病床を起ち上げました。それが2016年です。それまでは急性期病床が55床ありましたが、医師不足で39床しか稼働できていなかった。その39床を徐々に回復期病床に転換している最中でした。ちょうど厚労省がリストをまとめた頃は、急性期病床が21床、回復期病床が18床。まだ急性期病床のほうが多かった。それで、転換の途中ではありましたが、実態に即して報告したところリストに入れられてしまった。現在は、回復期病床が半数を超えています」

ただ、39床ですら今後は維持していけるかどうか未知数だという。

「というのも、1年半前までは常勤医3人で39床を診ていました。私は院長ですが、年間60日も当直をしています。私自身は、（長時間労働をいとわない）いわば古いタイプの医師ですから対応していますが、働き方改革も始まりますし、若い医師の労働に対する意識は変わってきていますので、今後はそういう長時間労働はさせられません。

それに、医師が少ないにもかかわらず無理をして39床を診ようとすると、十分なケアが提供できず、病院の評判も落ちてしまいます。つまり、今後も地域の期待に応えて39床のベッドを動かそうと思うと、もっと多くの医師が必要になるのです」

出石医療センターは、地域の特別養護老人ホームや老健施設などと連携し、リハビリが必要になった高齢患者を病院に入院させ、必要な治療やリハビリを行い地域に復帰させるという医療に力を入れてきた。

しかし、院長の西岡さんが危惧するように、医師不足が改善されないまま医師の働き方改革を進めれば、39床の維持が不可能になる。そうなれば、不利益を被るのは地域の患者。本来ならば、病院で十分なリハビリを受けさえすれば、再び自立して生活の質を維持することができる高齢者が、その機会を奪われてしまうことになるからだ。一時入院している間に、自宅で介護していた家族の負担も軽減できる（いわゆるレスパイト入院）のだが、それもできなくなってしまう。

「結局、めぐりめぐって介護のほうで吸収せざるを得ない部分があるのではないでしょうか。つまり、行政が、医療と介護のはざまにいるような高齢者に対して、『病院だとお金がかかるから』『マンパワーが足りないから』という理由で、介護のほうでなんとかしよう、と。そうなったら、逆に39床でも余ってしまうことになります」

幸い、出石医療センターは、最近ようやく若手の総合医が入ったことで地域の訪問診療を始められるようになったという。

医師を増減させる基準が実態にそぐわない

500床を有し、地域の基幹病院として機能している豊岡病院ですら、医師不足にあえいでいる。

院長の三輪さんは訴える。

「うちでも常勤医がいない診療科があります。血液内科、リウマチ科、腎臓内科、耳鼻咽喉科は常勤医がいません。非正規職員の医師で補っていて、おもに京大附属病院から来ていただいています。ほかにも、常勤医がゼロではないが一人しかいない科も。新型コロナなどでも対応が必要な呼吸器内科は、常勤医一人です。糖尿病内科、皮膚科、乳腺外科、緩和ケア内科、放射線診断科も一人。いちばん忙しいのは、放射線診断科じゃないでしょうか。診断方法がどんどん進化していますが、CTスキャンを撮った場合など、そういった画像診断を一人でしなくてはならないですから……」

豊岡病院は、但馬地方で唯一の救命救急センターを持ち、急性期の患者を受け入れている総合病院だ。そのため断ることはできず、どんな疾患でもすべて引き受けなければならない。

「いちばん多いのが心臓疾患の患者さんです。でも、心臓疾患を診る循環器内科でさえ常勤はたった4人。ここもものすごく忙しい科ですから、うちの病院の規模だったら最低10人は必要です。消化器内科も5人しかいません。うちと同規模の病院だったら15~16人はいます。とにかく、どの科をとっても絶対的に医師不足なのです」

まさに、綱渡り状態で日々の診療にあたっている様子がうかがえる。

しかし、現場がこれほど医師不足だと感じていても、厚労省の新たな指標に当てはめると、全国約340の二次医療圏のうち、但馬医療圏は「まあまあ医師が足りている地域」に入ってしまう、と管理者の松原さんは懸念を示す。

「以前は、人口10万人あたりの医師数で、その医療圏が医師不足かどうかの指標にしていました。しかし、そうすると同じ人口でも高齢者が多い地域のほうが、医師は必要になります。

そのため厚労省は、その医療圏の人口だけでなく、〝高齢化率〟も考慮して必要な医師数を算定する新たな指標を発表しました。それを元に、各都道府県で〝目標医師数〟を策定しなさい、と。しかし、その指標に当てはめても、私たち但馬医療圏は、〈どちらかというと医師が足りている地域〉に分類されてしまう。

というのも、但馬医療圏は東京23区と同じくらいの面積なのに、たった16万人しか住んでいない。東京23区の約60分の1です。だから数字上は医師が足りているように見える。でも実態は、先ほど三輪院長がおっしゃったように、まったく足りていないのです」

すでに紹介した北海道のケースも同様だが、広い面積の中に病院がぽつんぽつんとしかない地方では、そもそも市民が医療へアクセスすることが困難なのだ。しかし、この指標を元に、さらに医師数が減らされる可能性もあるという。

「兵庫県全体を全国47都道府県で比較した場合も、兵庫県はちょうど真ん中くらいになります。つまり、医師不足の県かどうかを見た場合、〈兵庫県はどちらでもない地域〉に分類される。

そうなると今後、医学部の地域枠が減らされることで、10年先には兵庫県の医師不足に拍車がかかるのではないかと……。果たして厚労省は、この指標だけ見て、我々の地域に適切な医師数が確保できるように、地元の大学医学部の地域枠を確保してくれるのだろうかと心配しています」

医学部の〝地域枠〟とは、医学部を卒業したあとに、その医学部がある県の医療機関で、一定期間勤務することを条件で学生に奨学金が支給される制度のことだ。その学生が医学部を卒業し、医師免許を取得した後に自治体が指定した地域の医療機関に一定期間勤務すれば、奨学金の返済は免除される。

地域枠の定員は、その県の医師数などを考慮して決定される。この地域枠が、実態に基づかない指標によって、将来的に減らされるかもしれないというのだ。若い医師が地元から流出すれば、地元に残った高齢医師が高齢者患者を診るという構図が、加速する。将来的に、その医師が引退すれば、地域はますますひどい医師不足に直面するだろう。

松原さんは、「厚労省には、機械的に数字を当てはめただけで判断せず、地域の実情を見て、医師確保に動いてほしい」と要望している。

地方に医師を増やす方策は？

医師不足を解消するためには、医師数を増やさなければならない。しかし、それだけでは地方の医師不足は解消しない、と豊岡病院の院長、三輪さんは指摘する。

「医師不足も問題だが、それ以上に大きな問題は〝地域の偏在〟です。つまり、都会と地方では医師の数がまったくちがう。それに、〝診療科の偏在〟もある。皮膚科や眼科などは、長時間労働が少ないので若い人には人気です。そういう科にばかり若手の医師が集まって、労働時間が長い外科や産婦人科などは不足してしまいます。

もう一つが、病院と〝診療所の偏在〟です。たとえば、都会のビルで開業しているような医師の場合、比較的、短時間の軽い勤務で稼ぐことができます。大げさに言えば、我々のような田舎の病院で働く医師なんて、都会の開業医に比べたら給料は10分の1くらいですよ。それは言いすぎかもしれませんが……。

だから、みんな都会に出て開業したがる。ここに逃げ道がある限り、いくら医師を増やしても田舎の病院に医師は回ってきません。国が、総合的な医療政策を変えないと、地方の病院は滅びます。我々は、このあたりの救急患者をすべて受け入れて限界まで働いています。もう労働時間を減らしようがない。毎月、超過労働80時間を超える医師が20人、年間で1千時間を超える人が10人くらいはいるのです。この矛盾を、国にはどうにかしてもらいたい」

今回のコロナ禍では、豊岡病院組合も経営悪化で苦しんでいる。

新型コロナ第1波の影響が響いた2020年4月～5月は、豊岡病院だけでも、外来・入院合わせて約1億7600万円の赤字。豊岡病院組合（合計4病院）全体では、外来・入院合わせて4月～5月の赤字は約2億4千万円にものぼるからだ。管理者の松原さんは、次のように述べた。

「豊岡病院では、4月、5月、6月で入院患者数が一日あたり約15％落ち込んでいます。外来は、昨年の4月～6月は一日あたり970人でしたが、今年は813人。約16％の減です」

しかし、国からの補填は一切なかったという。

「新型コロナ疑いの患者さんはたくさん診ていますが、現段階（2020年7月）では陽性者は出ていないからです。したがって国からの補助は付かないのです。赤字を補填するために、いまは地方債をあてています。つまり借金です。当然、借金は返さないといけない。ですが、新型コロナの収束が見えないなかで、2021年以降果たして返済していけるのか。かなりつらいというのが正直なところです」

日本政府が医療費を抑えることで、医療全体に与える影響は大きい。特に医師不足は地域医療に暗い影を落としている。それは、次に紹介する都道府県別で人口あたりの医師数がいちばん多い徳島県でも例外ではない。

「病院の再編・統合にはマイナスも」人口あたりの医師数がいちばん多い徳島県で起きていること

――徳島県医療労働組合連合会書記長　井上　純さん

医師、病床削減に県議会で反対の動きが

人口10万人あたりの医師数が日本でもっとも多いとされている徳島県。

徳島で医療の問題点を追及し、改善するための運動をしてきた徳島県医療労働組合連合会の書記長、井上純さんは次のように話す。

「決して医師は充足しているとは言えないでしょう。たしかに開業医は多いかもしれません。でも、救急医療を担うような病院で働いている医師は、決して足りていません。私の知り合いでも、32時間連続勤務しているような医師はザラにいますから。医師不足のシワ寄せが来ているのが、24時間365日の救急体制を守っている公立・公的病院です。公立・公的病院は受け入れを断れませんから、人は足りなくてもマンパワーだけでなんとかやっています」

しかし、この徳島県でも、病床数や医師数を減らすという話が進んでいる。

「700人ですよ、700人。厚労省は2023年までに、徳島県から医師を700人も減らせ

と言っているんです。厚労省が地域医療構想に基づいて推計した、2023年の徳島県における目標医師数は、1672人。2016年時点では2369人の医師がいましたから、30％も超過しているということになります。今でさえ現場の医療は手いっぱいなのに、ありえない削減目標です。現場の実態とかけ離れています」

病床数も減らされる。時をさかのぼれば、こんな話もあった。

「2015年に厚労省は、2025年時点で必要な病床数の推計を発表しました。それを見ると徳島県は約3162床も多いことになっています。これに従うと、徳島県内にある約1万2000の病床を9000床まで減らさなければなりません。そんなことをしたら想像できないくらいの医療崩壊が起こります」

この推計には、日頃、保守的な徳島県議会もかなり衝撃を受けたという。

「〈地域の医療提供体制を崩壊させることになりかねない〉ということで、厚労省からの推計が発表された直後の2015年7月、徳島県議会は全会一致で反対の意見書を可決したのです。これは全国初の動きでした」

こうした画期的な動きの裏には、徳島県が、戦後すぐに四国で初めて医学部を作った県だという土地柄があったという。

「ここ徳島から四国の医療過疎地に医師を輩出していったという歴史がある。だから、なんとしても地域医療を守らねばならない、と。徳島県は、そういう意識が強い土地です。だから全会一致で意見書を採択できたのだと思っています」

病院を統合しても医師は足し算にはならない

ところが徳島県は、厚労省の地域医療構想に基づいて、病床数や医師数を削減すべく、公的病院の統廃合を進めていた。

「経営側は、病院が統廃合されて新しくなったら、働きたい医師や看護師が増えるといって、バラ色の未来を語ります。しかし、それが間違いであるということは、すでに実証されているのです」

というのも、厚労省の424リストが発表される前に統廃合した徳島県内の病院で、ある問題が起きているという。

「徳島県内でも、医師偏在の影響を受けた県南地域の二つの公的病院を合併し、一つの大きな病院にするケースがありました。しかし、病床数を減らし医師不足も解消して効率的な医療を実現しようという国のねらいが、じつはまったく裏目に出てしまったんです。そんな事例をご紹介します。

2019年5月、厚生連の阿南共栄病院と、阿南医師会中央病院が合併して、阿南医療センター（阿南市）という398病床を有する大きな公的病院ができました。もともと二つの病院は、阿南市内のかなり近い場所にありました。確かに経営も厳しかった。とくに、医師会中央病院は医師の確保も困難になっていたので、10年以上前から閉院しようという話が出ていたのです。それが、結局合併になった。二つを統合して新しい病院を作ったらマンパワー不足も解消する、というもくろみでした。

でも、実際は違ったんです。合併後に開院した当初は、臨床医は当初目標としていた人数には達しませんでした。一つの原因は、病院文化の違いです。協同組合の病院と医師会の病院では、やはりカラーが違う。

これまでも、国立病院同士で合併した事例も見てきましたが、問題が起きて吸収された側の病院にいた医師たちは辞めていくケースがあります。今回も、地方都市の医療を担う医療機関としての重要性を理解している医師は、病院合併後も地域医療を守るためにがんばっていますが、そういう意識が希薄な一部の医師が辞めていったケースがあります。

辞めてどこに行くかといえば、人口に対して医師数が多いといわれる徳島市内の病院です。

これまでは、徳島県南部に位置する阿南市の二次救急を二つの病院で持ちつ持たれつでやっていたのですが、新しい病院は、当初もくろんでいた医師数に達しない状態で、二つの病院がカバーしていた二次救急をカバーしなければならない。地方の自治体病院的な側面も持つようになったのです。スタッフの負担も増えています。

しかも、この阿南医療センターは、〈地域の病院が合併することで病床数を2〜3割減らすことができた〉という地域医療構想のモデルケースとして、厚労省が全国で宣伝していた病院なのですよ。しかし統合したことによるマイナス面が見えてきました。」

厚労省がいくら机上で計算しても、1+1は必ずしも2にならないということを示した一例となったのだ。このように、徳島県はあくまでも厚労省の地域医療構想に従って、公的病院の再編・統合、それにともなう病床数や医師の削減を進めていた。しかし、今回のコロナ禍の影響もあって、また県議会で反対の声が上がった。

「2020年5月、私たちの県要請で、地域医療を守るために病院の再編・統合を見直してほしいという要求に対して、公立・公的病院の再編・縮小に関しては、『新型コロナ感染状況や災害発生時の危機事象における公立公的病院の役割について、これまでの議論を土台から見直すよう国に対して強めていく』という回答を徳島県が打ち出しました。既定路線の方針転換です。

今回のような大規模な感染症が流行した場合、患者を受け入れるのは主に地域の公立・公的病院です。厚労省の言うとおりに削減を進めていたら、地域医療は崩壊してしまう。議会もそのことが実感としてわかったのでしょう」

井上さんら医労連は、四国各地に医師を送り出してきた徳島大学医学部の定員削減を阻止する運動も展開している。

さらに、厚労省が2015年に病床数削減の推計を発表して以降、徳島県内の市町村に働きかけ、〈医師・看護師・介護職員の大幅増員を求める意見書〉を諮り、県内80%を占める19市町村議会で採択を勝ち取ってきた。

第7章で、こうした井上さんたちの取り組みを紹介する。医療を守るために行ってきた、市民を巻き込んだ地道な努力が、他の地域でも実を結びつつある。

第 6 章

公立・公的病院の独法化で起きること

和田秀子

「都立病院には感染症や周産期、小児、精神などの
〝採算〟が見込めない行政医療を担い、
都民の命と健康を守る使命がある」

――東京都庁職員労働組合の病院支部書記長
がん・感染症センター都立駒込病院看護師の大利英昭さん

新型コロナの感染拡大にいち早く対応した公立・公的病院

――東京都庁職員労働組合病院支部書記長
がん・感染症センター都立駒込病院看護師　大利英昭さん

地方の病院が大変な状況にあることは、すでにお伝えしたとおりだが、首都・東京も安心してはいられない。というのも、このコロナ禍の下で、都立病院の「独立行政法人化」が粛々と進められているからだ。

都立病院の独立行政法人化とは、どういうことか。東京都病院経営本部のWebサイトにアップされている〝都立病院独法化のビジョン〟よると、こう記載されている。

・東京都は、2022年までに、8つの都立病院と6つの公社病院【図表25】を独立行政法人化し、地方独立行政法人東京都病院機構（つまり〝民営化〟※編集部注）にする。

・その理由は、都民に安心・安全な医療サービスを安定的に供給し、スケールメリットを活かして専門人材の確保・育成を行うとともに、経営ノウハウの共有、業務の効率化を図るなど、効率的な執行体制を構築していくため。

要は東京都が運営主体だった病院を、地方独立行政法人として〝民営化〟し、東京都から経営を切り離して独立採算制にしようということだ。

東京都庁職員労働組合の病院支部書記長の大利英昭さんは、次のように語る。

「今回の新型コロナでは、都立病院・公社病院のほとんどが、パンデミックの初期段階から、多くの新型コロナ感染者を受け入れてきました。それができたのは、感染症や周産期、小児、精神などの〝採算〟が見込めない分野であっても、都立病院は都民の命と健康を守るためにそのような〝行政医療〟を担うことを使命としているからです。

もし、独立行政法人化されて、効率や採算ばかり重視させられるようになれば、今回のような対応ができたかどうか……。民間病院と同じように、『これ以上コロナ患者を受け入れたら赤字で病院が潰れてしまう』となれば、受け入れられなくなるかもしれない。そうなれば、都民の命の砦が失われてしまいかねません」

大利さんは、多くの新型コロナ患者を受け入れている、がん・感染症センター都立駒込病院（以下、都立駒込病院）の看護師でもある。第1波の途中からコロナ病棟担当に配置換えになって、ひっ迫する現場で奮闘してきた医療従事者の一人だ。

大利さんが言うには、都立病院が独立行政法人化すると、東京都が言うような安心できる医療サービスの提供は難しくなるという。今回のコロナ禍では、都立病院だからこそ、いち早く患者を受け入れ、対応することができた。

[図表25] 8つの都立病院と6つの公社病院の特徴

8つの都立病院

都立大塚病院

周産期医療、小児医療、救急医療、がん医療、リウマチ・膠原病医療、そして小児精神医療（外来）を重点医療として掲げる

がん・感染症センター都立駒込病院

都道府県がん診療連携拠点病院、エイズ診療中核拠点病院、第一種感染症指定医療機関、造血幹細胞移植推進拠点病院等に指定され全国から多数の患者を集めている

都立広尾病院

救急・災害医療、島しょ医療、心臓病医療及び脳血管疾患医療に重点を置いた総合病院

都立墨東病院

地域がん診療連携拠点病院の指定を受け、感染症医療、難病医療、障害者歯科医療、心臓病医療、脳血管疾患医療、専門リハビリテーション医療を重点医療としている

都立多摩総合医療センター

多摩地域における唯一総合的な医療機能を持つ都立病院として、救急医療、がん医療、周産期医療、脳血管疾患医療、生活習慣病医療、難病医療、リハビリテーション医療、精神科救急医療、結核医療、障害者歯科医療及び骨髄移植医療といった高度・専門医療を実施している

都立神経病院

脳神経系疾患に対する内科系および外科系臨床科を網羅した高度専門病院

都立小児総合医療センター

病床規模日本一（561 床）の小児専門病院。総合診療科のほかに、救命救急科や心療内科、内科系専門診療各科、新生児科、集中治療科、児童・思春期精神科（家族支援部門を含む）、および外科系専門診療各科がそろっている

都立松沢病院

東京都の行政精神科医療等で中核的な役割を担っている精神科病院。808床の精神科病床を有する

6つの公社病院

公益財団法人東京都保健医療公社 東部地域病院

東京都区部の東部地域における中核病院。急性期疾患を対象にがん医療、救急医療（循環器・小児）を中心に行う

公益財団法人東京都保健医療公社 多摩南部地域病院

地域医療機関との機能分担及び共同診療、高額検査機器の共同利用、地域医師の生涯研修等を通じて地域医療機関と緊密な連携を図りながら、医療活動を行う

公益財団法人東京都保健医療公社 大久保病院

急性期病院として、腎医療、循環器医療、がん医療、脳卒中医療などを行う

公益財団法人東京都保健医療公社 多摩北部医療センター

地域の急性期病院として、北多摩北部医療圏（西東京市、東村山市、清瀬市、東久留米市、小平市）73 万人の医療を支える

公益財団法人東京都保健医療公社 荏原病院

重点医療に救急医療、脳血管疾患医療、集学的がん医療を掲げ、感染症医療、精神科医療など行政医療にも深く関わる

公益財団法人東京都保健医療公社 豊島病院

救急医療、がん医療、脳血管疾患を重点医療として取り組み、地域との連携を重視した医療を推進する

※公社とは公共目的をもって設立され、その目的を実現するために存在する。財団法人とは、法人格を付与された財団のことであり、ある特定の個人や企業などの法人から拠出された財産で設立、運営される。

都立病院のコロナ奮闘記

都立駒込病院が、新型コロナ患者を受け入れたのは、２０２０年1月末から。その経緯を、大利さんは次のように振り返る。

「駒込病院は第一種、第二種の感染症指定病院で、もともと感染症病棟があります。一種はエボラ出血熱など重症の感染症患者さんが入院する病棟で2床ありました。二種は、結核など、比較的軽症の患者さんが入院する病棟で、こちらは28床。

新型コロナウイルス感染症は政府によって、２０２０年の1月28日に指定感染症として定められました。うちの病院では、1月29日に中国・武漢からチャーター機で戻ってきた方や、2月に入りダイヤモンド・プリンセス号の乗客で陽性になった方を受け入れていましたから、一種の2床はすぐ満床になった。それで結局、二種の病棟にも患者さんを入れることになったのです。これが2月21日くらいでした。個室を潰して、すでに30人近い患者が入院していたと記憶しています」

２０２０年1月に武漢からチャーター機で帰国した日本人の中に体調不良を訴えた乗客が5人いた。これらの患者は、都立駒込病院以外に、東京都保健医療公社荏原病院でも受け入れている。日本での感染拡大初期の頃から公立・公的病院は、新型コロナ患者を受け入れていった。公社荏原病院は、都立駒込病院と同じく第一種及び第二種感染症指定医療機関に指定されている。

２００６年に都立病院から公社化された。

第一種、第二種両方の指定を受けている病院は、東京都内ではほかに都立墨東病院だけ。全部で

3つしかない。すべて公立・公的病院だ。これらの病院は常日頃から感染症病床を確保していて、スタッフは専門の訓練を受けている。

都立駒込病院には、感染症対策の訓練を受けた医療スタッフがそろう、インフェクションコントロールチーム（Infection＝感染症 Control Team、略称…ICT）が設置されていたという。

「最初に対応にあたったのは、このICTのスタッフです。たいていの都立病院にはICTが設置されていますが、ICTがある病院は、全体からすると少ないと思います。うちの病院が比較的早く新型コロナ患者に対応することができたのは、ICTで訓練を受けた医療スタッフがいたことも大きいのではないでしょうか」

東京五輪延期の決定前に病床はいっぱいに

大利さんが言うように、増え続けるコロナ患者に、都立駒込病院は素早く対応していった。東京オリンピック・パラリンピックの開催をどうするか……と世間が騒いでいたちょうどその頃、都立駒込病院は次のような緊迫した状態だったという。

「元からあった感染症病棟も、すぐにいっぱいになってしまったので、3月27日にもう一つ一般病棟をコロナ専門病棟に替えることを決定しました。元からあった感染症病棟は、患者さんがあふれそうになっていたので、スタッフの間でも『次の病棟は、いつオープンするのか』という話になっていたのです。でも、なかなか決まらなかった。小池都知事は、東京オリンピックをどうするかということにかかりきりだったので、コロナ対策がスムーズに進まないのかなと感じました。

やっと、準備していたコロナ専用病棟の運用が始まったのが、２０２０年の3月31日。ちょうど小池都知事が、東京オリンピックの開催を『２０２１年7月23日からに変更する』と発表した次の日です。第１波感染者数のピークがくるのはその直後でしたが、何とか対応できました」

結果的に都立駒込病院は、元からあった感染症病棟30床に加え、２病棟60床をコロナ専用病棟に変更。そこで働くスタッフを確保するために２病棟を閉鎖したという。。ＩＣＴの医療スタッフだけでは足りず、一般病棟のスタッフもそこに投入されることになる。大利さんも3月下旬に、一般病棟からコロナ病棟へ異動になった。

「コロナ患者を診るには人手がかかります。かりに１００床用意したからといって１００人の患者を入れられるわけではありません。訓練を受けている看護師だけでは足りないので補充しないといけなくなったのです」

通常は、患者7人に対して一人の看護師が付く〝7対1看護〟が基準だが、人工呼吸器を必要とするような新型コロナ患者には、患者一人につき看護師４人は必要になるのだという。

「ＩＣＴのスタッフでなくても、感染症対策の指導は定期的に受けていました。それは、一般の病院と少し違うところで、うちが公立病院だからだと思います。たとえば、感染症病棟ではＮ95という気密性が高いマスクを付けるのですが、事前にフィッティングテストというのがあって、マスクの端から空気が漏れていないか機械を使って測定するのです。もれ率が10％以下じゃないと合格になりません。そういう装着訓練は定期的に受けていました」

それでも不安は大きかったという。なぜなら、報道されていたようにマスクや防護具がまったく足りていなかったからだ。

医療現場ではいまだにマスクが足りない

「本来なら、感染病棟から出るたびに防護服を脱いで処分し、また入るときには新しいものを着用するのが感染対策の基本です。でも、防護服が足りないので新しいものに着替えられない。防護服を着てケアしていると汗だくになるので、患者さんが点滴をしている15分くらいの間は病棟の外に出たいのですが、それもできない。防護服を着たまま、点滴が終わるのを待っていなくてはなりませんでした。

患者さんのケアが終わってナースステーション（汚染されていないブルーゾーン）に戻るときに防護服を脱ぐと、袖口からポタポタ汗がしたたり落ちます。いちばん困ったのがマスク。こちらも本来は、感染症病棟から出るたびに外して廃棄処分するというのが原則。でも、足りないので一日1個しか使えない。表面が汚染されている汗でしっとりしたマスクを外し、ブルーゾーンに持って入り、個人の名前を書いた紙袋に入れておきます。それを、また入るときに付けるのです。それを一日じゅう繰り返します。

ただでさえ、初めての感染症看護で不安があるのに、感染防護の原則どおりに使用できないのは精神的に大きなストレスになります。ただ、ほかの病院では何日も使い回すほど足りなかったようですから、都立病院はまだいいほうだったと思います。

勤務態勢は、少し余裕はありました。医師は大変だったと思いますが、看護師は交代制で勤務しているので、夜勤が続いて……ということはありませんでしたね」

第1波の際は、どこの医療機関も手探りだった。PCR検査の体制が十分に整っておらず、運ばれてくる患者をすぐに検査することもできない。かつ新型コロナウイルスの特性もよくわかっていない。そんななかで、同じ都立の墨東病院では大規模な院内感染が起きてしまうという不幸な事態も起きた。しかし、感染症病棟を備えた公的な医療機関が、新型コロナ患者の大きな受け皿になっていたことは間違いない。２０２０年7月から感染が拡大した新型コロナウイルスの第2波では、また少し様子が違っていたという。

「コロナの第2波では、入院される方の層が第1波のときとまったく違っています。第1波では、若くて軽症な方が入院されるケースが多かったのですが、第2波では高齢者が多くなった。とくに認知症を抱える高齢者です。採算を重視しないといけない民間病院は、比較的早く退院できる若い患者を先に引き受ける傾向にあります。5月末から重症者の受け入れで加算が付くようになったこともあって、ベッドの回転率が上がれば、その分、診療報酬が入ってくるからです。

高齢で認知症をお持ちの方は入院が長期化するケースが多いですし、なにより看護に人手がかかる。自分で点滴を抜いてしまったり、徘徊したりされますから、その都度、防護服をつけて対応しないといけません。すぐに駆けつけようにも、防護服を着るまでに5分くらいかかってしまいます。

認知症のある高齢者は、民間病院では入院を拒まれることもあるようで、結局、入院先が決まらない方は、都立病院が引き受けることになっています。今後、都立病院が独法化されたら、ベッドの回転率のよい患者ばかりを取り合う、ということにもなりかねませんね」

大利さんからは、ほかにも驚くべき話を聞いた。第2波のピークを超えた2020年8月の段階でも、サージカルマスク（医療用の不織布マスク）やN95マスクはまだ足りていなかったというのだ。サージカルマスクは一日2枚、N95マスクは一日1枚と使用が制限されているという。

独法化で生活保護や、虐待、難病患者の受け入れ先もなくなる可能性が

コロナ対応に存在感を見せている都立病院の独法化に反対しているのは、都立病院の関係者だけではない。

「東京23区の保健師たちにも、都立病院の独法化に反対している人は多いのです」

そう話すのは、今回のコロナ対応時、窓口事務をしていた事務職員の佐藤賢一さんだ。佐藤さんは、2020年3月末に定年退職するまで、都内の保健所の出先窓口で対応にあたっていた。「もし、都立病院が独法化されてしまったら保健所の職員たちの仕事にも支障が生じかねません。たとえば生活保護を受けている方が入院するとなった場合、都立病院なら『この方をお願いします』と言えば引き受けてくれます。同じ公立ですから話が通りやすい。でも、採算を重視しないといけない民間病院の場合、生活保護の方の入院は拒まれることがあります。生活保護の方だけでなく、た

とえば虐待を受けている子どもや、難病を抱えた子どもも同じです。

都内の各市区町村には保健所のほかに健康相談所や健康センターという名の保健所の出先機関があって、地域の子どもたちがさまざまな健診を受けに来ます。保健師や歯科衛生士、栄養士などが、子どもの体重が多いか少ないか、暴力によるあざはないかなど、母親の話を聞きながら異常はないか確認します。そこで虐待を受けていることがわかったり、難病が見つかったりすることもある。その場合、都立病院に受け入れをお願いすることがあります。民間になったら、すんなり事が運ぶかどうか……。やはり、都立病院があるということは、都民にとってものすごく心強いことなのです」

佐藤さんは定年退職後、都立病院の独法化に反対し、署名を集めるなど奔走している。

「先日、元の職場だった保健所に署名用紙を持って行ったら、ほとんどの職員が署名をしてくれました。都立病院が独法化されたら大変だ、というのが保健師たちの本音です」

にもかかわらず、小池都知事は、いまだに都立病院の独法化を進めようとしている。現場の看護師からは、「コロナ禍を経験しても、本気で独法化するつもりなのか。信じられない」という声も聞こえているという。

独法化して統合するスケールメリットはあるのか

前出の大利さんは、東京都が掲げる〝都立病院独法化のビジョン〟を読んでも、なんのために独法化を行うのか、まったく見えてこないという。

「都は、独法化して一つの機構に集約する理由として、スケールメリットを挙げています。現在、公社病院になっている荏原病院や豊島病院は、もともと都立病院だったのですが、2006年に、『より地域に根ざした弾力的な経営をする』ということで公社化した。ほかの都立病院とちがって規模も小さいし、地域病院の役割を担うということでした。それで15年近くやってきて、なんで今になって、すべて一つの機構に集約するのでしょうか。今までの15年はなんだったのか。なぜ2006年に別々にしたのか。そのうえ、2009年に独法化された〝健康長寿医療センター〟は統合されません。スケールメリットを謳うなら、なぜ一緒にしないのか。道理が見えません」

独法化された病院では利用者の負担が増えてきた歴史がある

——弁護士　尾林芳匡さん

東京都健康長寿医療センター（東京都板橋区）は、2009年に東京都老人医療センターと、東京都老人総合研究所が統合する形で独立行政法人化された病院だ。しかし、この独法化によって、都民はさまざまな不利益を被っている、と話すのは、医師の過労死問題などに30年以上取り組んできた弁護士の尾林芳匡さんだ。

「独法化された健康長寿医療センターでは、ベッド数が667床から520床にまで減らされました。さらに一般の都立病院にはない個室の〝入院保障金〟を10万円も徴収したり、差額ベッド代が一日最高2万6000円もしたりと、利用者の負担が大幅に増えています」

都民、国民のための独法化、と謳いながら、実際にはその逆になっている。では、独法化の真の目的はなんなのか。尾林弁護士は、こう指摘する。

「人件費を減らすなどして病院への繰入金を大幅に削減することでしょう。東京都が発表している方針文書をよく読みますと、〈都の財政負担を軽減する方向である〉ということが明記されています」

国だけではなく東京都も医療費を削ろうとしている。しかし、8つの都立病院に投入している東京都の予算は約400億円。東京都全体の予算のわずか0・5％に過ぎないのだ。前出の東京都庁職員労働組合の病院支部書記長で看護師の大利さんは、こう話す。

「赤字だから仕方ない、と思われている方もいるかもしれませんが、この400億円は、決して赤字の埋め合わせのために投入されているわけじゃありません。高度医療や精神医療、救急医療など、都民に必要な医療を提供するために必要なお金なのです。都議会でも、『行政的医療を提供するためには不可欠な経費』として、地方公営企業法などに基づき一定のルールのもとで繰り入れている、と経営本部が答弁しています。

そもそも、都民の多くは、必要な医療をきちんと受けられることを要望しています。予算のわずか〝0・5％〟の税金を削って、必要な医療を受けられなくなることこそ問題じゃないでしょうか……」

利益を出せるのは患者のニーズに沿った手厚い医療

都民の命と引き換えにしてでも、進めたい独法化。しかし、独法化した結果、病院の経営が大幅な黒字になっているか、と言えば、そうではないと大利さんは指摘する。

「[図26]を見てください。これは、作新学院大学の名誉教授、太田正先生が調査したものです。いままで独法化された全国の病院の〝純自己収支比率〟を示しています。純自己収支比率というのは、行政からの繰入金や国庫補助を除き、純粋な病院経営の収支と支出を比較したものです。

もし、独法化が、それほどスケールメリットを活かした病院運営につながるのなら、全国で328(※)ある独法化した病院がベストテンの上位を占めてもいいはずです。しかし、全国ベストテンの中に、独法化した病院は、たった一つしか入っていません。ほかの9つは、すべて公立病院が占めています。

太田先生によると、黒字化している公立病院は、医師や看護師など医療スタッフを増やして充実させて、『あそこの病院は対応がよくていい病院だ』と、患者さんの評判を上げることで黒字化につながっているそうです。つまり、独法化すると、スケールメリットを活かした運営ができて病院の収支もよくなる、という都の説明はウソだということが証明されているのです」

※厚生労働省2015年医療施設調査による

［図表26］独立行政法人は1つだけ……
公立公的病院で純自己収支比率が100%以上の病院ベスト10

1位	公立八女総合病院みどりの杜病院（熊本県八女市）	107.24%
2位	**地方独立行政法人桑名南医療センター**（三重県桑名市）	104.36%
3位	国保水俣市立総合医療センター（熊本県水俣市）	104.24%
4位	石川県立中央病院（石川県金沢市）	103.77%
5位	美濃市立美濃病院（岐阜県美濃市）	101.37%
6位	宇和島市立津島病院（愛媛県宇和島市）	100.80%
7位	大分県立病院（大分県大分市）	100.26%
8位	大垣市民病院（岐阜県大垣市）	100.21%
9位	公立置賜南陽病院（山形県南陽市）	100.20%
10位	球磨郡公立多良木病院（熊本県球磨郡多良木町）	100.16%

「都立病院の充実を求める連絡会」資料より　総務省「病院経営比較表（2016年）」
※純自己収支比率=（医業収入＋医業外収入）－（他会計繰入金【実繰入額】+国庫補助金）÷医業費用+医業外費用として計算

さらに問題なのは、独法化すると都民のための病院と謳いながら、都民の意志が反映できなくなる点だ。

「独法化されてしまうと、基本的には、病院の運営について都議会に諮らなくても決定ができるようになります。するとどうなるか。自治体病院というのは、地域の特性に応じて作られています。たとえば、雪深い地域だったら、豪雪でも地域の患者さんが通いやすい場所に建てられているとか、地域特有の病気に対する医療が手厚いとか。

当然、地域の事情に適した病院ほど、患者さんが多く集まってくるわけです。しかし、独法化されるとわずか4～5人の理事会ですべて決定してしまうようなことになりかねません。住民が選んだ議員による議会のコントロールが効かなくなると、地域の医療ニーズを元に運営計画を立てるのではなく、診療報酬の改定に合わせて収益が上がりそうな分野を強化していくというスタイルになるでしょう。採算がとれない部門は縮小されてしまうのです」

もし、独法化後に、今回のような感染症のパンデミックが起こった場合どうなるだろうか。

「今回のように感染症の患者をどんどん受け入れたりはできないと思います。予算がないと言っても、都立病院だからこそ、100床近く潰してでもコロナ患者を受け入れることができたわけです。予算が足りなければ補正予算を組めばいいわけですから。もし、東京都と別法人になってしまったら、今回のように迅速には動けないでしょう。都に要請されてコロナ患者を受け入れた民間の病院は、赤字ばかり膨らんでなんの支援もない。はしごを外されたみたいな形になって、倒産寸前にまでなっているのですから……」

2020年11月半ば頃から勢いづいたコロナ第3波では、より一層、災害時の医療対応が公立病院だのみであることが明らかになった。

首都圏で二度目の緊急事態宣言が発せられた2021年1月7日。東京都の感染者数が連続で一日2000人を超えるなか、入院が必要な患者の受け入れ先が見つからないという事態が深刻化。これを受けて東京都の小池百合子都知事は、都内全体で確保している民間を含むコロナ病床約4000床だけでは受け入れ不可能として、都立・公社病院で合計したコロナ病床を1100床から1700床まで増やすと発表。その後、都立広尾病院、公社豊島病院、公社荏原《えばら》病院を「新型コロナ専門病院」にすることも明らかにした。原則すべての都立・公社病院で患者を受け入れ、行政の責任としてコロナ患者を受け入れていくという姿勢を見せた。

かりに独法化が進めば医療スタッフの賃金は上がらず、ベテランスタッフも定着しないことも考えられる。今後、新たな感染症のパンデミックが起きた場合、スムーズに東京都の要請に応じられる病院が少なくなる可能性も考えられるだろう。

法律でも守られている採算の取れない医療

弁護士の尾林芳匡さんも、「そもそも公立病院は、営利目的で作られているのではない」として、採算ばかりを重視する現状に、こう釘を刺す。

「公立病院は地方自治体の重要な事業の一つで、憲法25条に定められている〝生存権〟を保障するためにあります。医療法の第7条の6項には、〈営利を目的として、病院、診療所又は助産院を開設しようとする者に対しては、（開設地の都道府県知事、または市長または特別区の区長は開設の条件を満たしていても病院開設の）許可を与えないことができる〉といったことが明記されています。

採算をとることだけを目的として営利を最優先にしたら、切り捨てられる医療が続出するでしょう。今回の新型コロナ患者についても、東京では感染症指定病院の病床数のうち68％が都立病院と公社病院で占められている。公立・公的病院は、感染症患者を受け入れる陰圧室を備えるなどしているからです。感染症患者を受け入れる義務がありますし、それができるのも税金を投入している公立病院だからこそです。

ところが、公立病院再編の歴史をたどってみると、経営効率や採算性ばかりが強調されて、公立病院の統廃合や民営化が行われてきました。この動きは、決して住民の希望に添うものではなかったはずです」

東京都の公立病院の再編・統合の歴史は次のとおりだ。

「『何が贅沢かと言えば〝福祉〟』と言った政治家をご存じでしょうか。1999年に、東京都知事に就任した石原慎太郎氏です。彼は、この言葉どおり、〈都立病院は民間に売り払えばいい〉という政策を掲げて、2001年に都立病院の改革マスタープランを作って10年以上にわたって、それを実行してきました。

その後、都立病院だった大久保病院、多摩老人医療センター（現・多摩北部医療センター）、荏原病院、豊島病院を公社に移管させてしまったのです。2009年には東京都老人医療センターと東京都老人総合研究所を統合させて、東京都健康長寿医療センターという地方独立行政法人にしました。

さらに2010年には地元の強い反対を押し切って〝都立小児3病院〟と呼ばれて地元で頼りにされていた清瀬小児病院、八王子小児病院、梅ヶ丘病院の3つを廃止。小児総合医療センターとして、一つに集約してしまったのです」

東京都健康長寿医療センターについては、すでに196ページで尾林さんが述べているように、東京都からの繰入金が減った分を補うために、都民が高額な差額ベッド代や入院保障金を支払わなければならなくなっている。

独法化は企業にお金が流れる仕組みか

大阪では一足先に公立病院の独法化が進んでいる。２００６年に府立病院から独法化された大阪急性期・総合医療センター、大阪はびきの医療センター、大阪精神医療センター、大阪国際がんセンター、大阪母子医療センターの5病院が大阪府立病院機構として再出発した。

「大阪府立病院（現・大阪急性期・総合医療センター）は、２００６年に独法化したとたん、1年で黒字化を達成しました。どんな手法を使ったのかといえば、単に府民から徴収する料金を値上げしたのです。たとえば、紹介状のない患者の初診料を１７０１円から２６２５円に。セカンドオピニオン料を７０００円から2万１０００円に。分娩料金も9万３０００円から、なんと18万円に値上げしています。これは大阪府議会の審議を通さず、地方独立行政法人の少数の理事会だけで値上げを決められるようになったからできたことです。大阪府民の負担を増やして黒字化するなら、こんな経営は誰だってできるのでは」（尾林弁護士）

各地の国立病院も、２００４年に多くが独法化されて国立病院機構になって以来、国の運営交付金が、徐々に減らされている。病院によっては差額ベッドが増えたり分娩費が上がった病院がある。

国立病院が独法化される２００４年まで東大病院で看護師をしていたという早川恵子さんは、現場から聞いた変化について語ってくれた。

「東大病院も、独法化される以前は大部屋に差額ベッドはありませんでした。しかし、独法化されてからは40床くらいあるうちの半分が差額ベッドになってしまった。患者さんが、差額ベッド代がかからないベッドに入院を希望しても、空いていなければ入れません。緊急の場合は、差額ベッド代を支払うより仕方ない。お金持ちはいいけど、そうでない人はどうするのか。とても平等な医療とは言えません」

医療の民営化とともに、大企業ばかりが儲かる仕組みも加速していった。

「独法化に前後して、病院にゼネコンや財閥系などの大企業が入ってくるようになりました。東大病院の建物の増改築は、現在もまだ続いているし、おかげで敷地がどんどん狭くなっています。それればかりか、高額な医療機器を多く買わされるようにもなっています。独法化以前は、100万円を超える医療機器を買うには、かなり慎重になっていたのに。

その代わり、どこを減らすかというと人件費です。常勤の看護師が減って派遣が増えていきました。病院の受付もすべて派遣スタッフです。正規職員は、派遣の人たちとは仲良くなるなと上から言われているそうです。同じ仕事でも待遇が違うので、親しくなったら、それがわかってしまいますから……。要するに独法化は、利用者である患者の負担を増やし、職員の人件費を削って、企業が儲かるところにお金を流すための仕組みじゃないでしょうか」

公共施設の事業を民間企業が請け負う仕組みは行き詰まっている

前出の尾林弁護士も、医療の民営化や再編・統合とともに企業に利益が流れる仕組みが加速してきたと語る。

「公共施設に大企業が入り、施設の建設から維持管理、運営などを丸ごと自治体から請け負うＰＦＩ（Private Finance Initiative…プライベート・ファイナンス・イニシアティブ）と呼ばれる仕組みがあります。イギリスで導入された仕組みなのですが、企業に一括管理させることでコストを抑えられるとして、夢のような方法だともてはやされていました。しかし、現実はまったく違うのです。

日本では、２００５年に高知医療センター（高知市）がＰＦＩを導入しました。オリックスと30年契約で約２千億円の契約を結んだのですが、ＰＦＩ企業ばかりが黒字になって病院経営は赤字が続き、結局５年で契約を解除しました。２００６年に大手ゼネコンの大林組とＰＦＩ契約を結んだ近江八幡市立総合医療センター（滋賀県近江八幡市）も、もともと病院は黒字だったのに、ＰＦＩにしてから赤字が続いて契約を解除しています」

こうした悪しき前例があるにもかかわらず、ＰＦＩを導入する病院は少なくない。すでに都立病院もＰＦＩを採用しているという。

「がん感染症センター・都立駒込病院、多摩総合医療センター、松沢病院……、すべてＰＦＩを導入しています。それ以前は、東京都の病院経営本部が直接、リネン業者に発注したり、薬剤の買い入れを行ったりしていましたが、三菱商事や清水建設などが中心となってつくった特別目的会社に１８００億円という莫大な金額で丸投げするようになっています。

請け負った企業は、そこからまた下請け、孫請けで業者を雇う。つまり、民間と民間の契約になりますから、入札もなければ契約書も公開されていない。中間でどんどん抜かれていって末端で働く人たちは、ひどい労働条件になっている可能性があります。

コロナ禍で、電通がトンネル会社の一般社団法人を作って、再委託する形で持続化給付金事業を請け負って儲けていましたが、それと似たような構図がすでに行われてきたわけです」

尾林弁護士は著書『自治体民営化のゆくえ 公共サービスの変質と再生』（自治体研究社刊）などで、PFIの問題点を追及してきた。このような仕組みは、先行していたヨーロッパではすでに行き詰まっているという。

「ヨーロッパでは、PFIを最初に導入したイギリスでも、もうPFIは限界だということで、どんどん直営に戻っています。これを受けて日本のシンクタンクも、もうPFIは終わりじゃないかと言い始めている。公共サービス全般についても、ヨーロッパ労働研究所は、民営化ならなんでも万々歳だとする政治や経済の風潮は、あまりにも単純すぎる、という報告書を出しました。

とくに病院に関して言うと、このコロナ禍をきっかけに、世界では改めて公立病院の役割が見直されています。感染者を爆発的に出したニューヨークでは、裕福な人が住んでいる地域より、経済的困窮者が住んでいる地域のほうが、あきらかに感染率が高いというデータが発表されていましたね。アメリカは、国民皆保険ではありませんから、経済的弱者は医療にアクセスしにくい。公立病院の役割というのは、まさにそうした経済的弱者の命を守る役割を担っています。

医療に回るお金を減らす〝命の沙汰もカネ次第〟というような新自由主義をこのまま推し進めていいのでしょうか。日本はこれまで、公務員バッシングがあったり、〝官から民へ〟がいいんだと叫ばれてきたりしましたが、医療の充実を求める声は、コロナ禍でさらに増しています。格差をなくさなくてはいけないという声も高まっています。ですから私は、この国の政治家は、今こそ正々堂々と福祉国家的な施策や公共政策の充実を掲げていくべきではないかと思うのです」

総務省が医療に対する公的支援の必要性を表明した

公立病院独法化の動きと時を同じくして「地域医療構想」の名の下に、厚労省が公立病院の整理・統合リストを発表したのが2019年の9月。その背景には、公立病院再編の青写真を描いていた総務省の〝方針変更〟があると尾林弁護士は語る。

「石原都政の元で進められてきた一連の都立病院の改悪のあと、出てきたのが2019年に厚労省が名指しで発表した整理・統合対象の公立病院424リストです。東京都でもリストで名指しされている病院があります。

都立神経病院という専門性の高い病院や、離島で医療アクセスの悪い八丈島の町立八丈病院なども入っています。なぜ、このタイミングで厚労省がリストを発表したかというと、おそらく、総務省に任せていたのではラチが明かないと思って強行策に出たのでしょう」

尾林弁護士が言うように、実は、厚労省から424統廃合リストが発表される以前に、公立・公的病院の再編の青写真を描いていたのは総務省だった。

「これまで公立病院の統廃合や再編は、総務省が示す〝公立病院再編ガイドライン〟に基づいて自治体が進めてきました。総務省は行政改革のために、統廃合せよと言い続けてきたのです。

２００７年12月に総務省が発表した『公立病院改革ガイドライン』には、〈病床使用率が7割未満なら病床数を減らせ〉、〈3年以内に経営効率化案を作れ〉、〈近隣病院との機能重複を避けろ〉、さらには〈民間譲渡を検討して5年以内に実行しろ〉というような、厳しい内容が示されています。

とくに公立病院の役割を限定して、病院の統廃合や、診療科、ベッド数、サービスの削減、あるいは行政から独立した人事権を求めるなど、ありとあらゆる経営合理化を実施するよう迫りました。さらに２０１５年3月には『新公立病院改革ガイドライン』を発表し、より一層の統廃合や民営化を煽ってきたのです。

しかし、２０１７年の暮れから、総務省の方針が大きく変わってきたという。

「これまで全国の公立病院は、２００７年、２０１５年に総務省が発表したガイドラインを元に改革を進めてきたわけですが、総務省は、これらの公立病院を調査し、２０１７年12月に『地域医療の確保と公立病院改革の推進に関する調査研究報告書』を出しました。

この報告書の内容は、これまでの厳しい論調と大きく異なりました。独立行政法人などに移行した公的病院を検証した結果、経営収支比率が低下傾向にある、つまり赤字傾向であると、その報告書に明記されたのです。

総務省が進めるとおりに独立行政法人化しても、なお赤字になっている。その原因は何かというと、報告書には、〈自治体からの運営費（繰入金）の割合が減少していることが要因だ〉と記されています。つまり、独立採算を過度に強調するあまり、自治体が公的病院にお金を出さなくなっている、と。総務省は、こうした実態を調査したうえで、財政面での支援の必要性を、報告書で次のように重ねて指摘しています」

〈構造的にコストがかかる部分に対しては公的支援を行って、医療アクセスへの公平性を確保する必要がある〉

〈不採算地区医療への重点的な支援を含めてメリハリの効いた支援が必要ではないか〉

〈へき地で地域に密着して住民の生活を支える公立病院については存続していけるような措置が必要〉

〈非常勤医師の派遣を受けている場合、医師の給与が負担となるため、地方財政措置の充実が必要〉

「つまり、この報告書は、国が進めてきた公立・公的病院の再編統合についての問題点を総ざらいしたような内容で、公立病院からは絞れるだけ絞ったから、これ以上は無理だという総務省からのメッセージなのです」

地方自治や行政を所管する総務省にとって、これ以上地域医療が崩壊すれば地域の生活が成り立たなくなるという危機感があったのではないか。独法化に関してもコロナ禍のなかで安易に進めると、東京ですら医療崩壊を招くきっかけになりかねない。

総務省が指摘するように、過度な独立採算を求めるのではなくコストがかかる医療に関しては、これからも公的な支援が不可欠だ。

第7章

医療再生のための提言

最終章は、第1部ではまず、
命の砦である医療を再生していくにはどうすればいいか、
本書で登場してくれた医療関係者の方々を中心に
その提言を和田がお伝えする。
引き続き第2部では本田先生が、
国民と医療従事者がともに
よりいい医療を作っていくための方策を提言する。

国立病院の統廃合を初めて立ち止まらせた――住民の力で守る医療と地域経済

――徳島県医療労働組合連合会書記長　井上　純さん

四国の地域医療を支え、医業が地域の経済も支えてきた伝統がある徳島県。地元で、長年、医療を守る活動を続けてきた、徳島県医療労働組合連合会の書記長、井上純さんは、「地域医療を守るには、住民が力を合わせて声を上げ、議員と地方自治体を巻き込んでいくしかない」と話す。

実際に徳島県では、住民の声が、一つの病院を守った貴重な事例がある。

「徳島県には、元国立病院だった国立病院機構の病院が二つあります。その一つが徳島病院（吉野川市）です。

徳島病院は、筋ジストロフィーやALS、パーキンソン病などの神経難病を治療する四国の唯一の病院で、四国中から患者が集まってきます。総合リハビリセンターも充実しています。にもかかわらず2018年2月、機構は、国の地域医療構想に沿って徳島県のベッド数を削減するため、統廃合すると突然発表しました。

徳島病院は約300床の病院なので、この病院を一つ潰せば大きくベッド数を減らせるからです。統廃合する予定だったのは、厚労省の424リストにも入っている東徳島医療センター（板野町）。こちらも、おもに重度心身障害児の治療をしている病院で、徳島病院から北東に約20㎞の場所にあります。

徳島県は、両方の病院で医師が不足し、かつ慢性期の患者が多いという理由で徳島病院を閉鎖し、東徳島医療センターに機能を移転させる予定でした。じつは、国立病院の戦後75年間の歴史を見ると、対象になった病院は必ず統廃合が実行されてきた。しかし、私たちは初めて統廃合を立ち止まらせることができたのです」

歴史を変えたのが、議員と地方自治体を巻き込んだ住民運動だった。

「統廃合が発表されてから、住民主体の〝徳島病院を守る会〟が作られて地域の住民と医療関係者、そして私たち労働組合が一緒になり、住民運動として病院存続署名運動を展開してきました。まず、徳島県全体の市町村議会の議員に働きかけて、病院存続の意見書を可決してもらいました。そして最終的には、県議会でも、存続の決議を全会一致で可決させました。

署名の提出の第1回めは、2018年10月4日に徳島病院内で県選出国会議員の秘書5人全員立ち会いで機構部長へ提出。第2回めは、2019年3月8日、県議会の徳島病院存続決議の日に県議会内で署名提出のリレー（守る会→県議会議員→国会議員→国立病院機構理事が受理）で提出しました。

署名リレーは、病院存続の民意が徳島県民の総意であることを使用者の国立病院機構と厚労省に強く印象付けるために、地域住民がこだわり抜いた方法でした。この時点で、病院存続署名数は、地元自治体の吉野川市人口の1・3倍を超える5万6000筆を数えていました。

地元選出の国会議員全員から存続に賛同する直筆署名を集めたことも市町村議会請願と意見書可決と県議会決議の原動力となりました。それを持って国に要請にも行きました。

また、与野党問わず国会議員の病院視察を依頼し国会質問を要請してきました。2019年6月には、立憲民主党の阿部知子議員に、国会の厚生労働委員会において追及してもらった結果、いったん立ち止まるという趣旨の国会答弁を国立病院機構側から引き出しました。つまり、事実上、全国で初めて国立病院の統廃合を止めているということになります」

しかし、住民運動を始めた当初は、苦戦していたという。

「徳島病院は、先ほどお話ししたように筋ジストロフィーなど神経難病に特化した病院で、傷痍《しょうい》軍人療養所から結核の療養所として始まっているので一般の方にはなじみが少ない。山の上にある病院なので地元の人でさえ、どこにあるの？という感じでした。そのため、運動は広がらないよ、あきらめるしかないよ、と半年前くらいまでは言われていました。

ところが、そのなじみの持ちにくい徳島病院の立地が、かえって再編を踏みとどまらせることになりました」

徳島病院は、自然豊かな小高い山の上に建てられおり、広々としている。

「あそこは、水害や東南海地震の津波の影響をまったく受けない、地理的に非常に安全な場所なのです。一方で、統合して移転する予定だった東徳島医療センターは、河川が近いので集中豪雨が起きたら水没してしまうと危惧されている場所です。東南海地震は、いつ起きても不思議じゃありませんし、昨今は頻繁に豪雨もあるわけですから、広大な面積があり地盤もしっかりしている徳島病院を、災害拠点病院として存続せていくべきだ、と。それを前面に出して、住民や議員たちにも訴えかけていったのです」

すると、共感がみるみるうちに広がっていったという。

「まず、地域の顔役の方が住民運動に参加してくれるようになり、住民パワーをいただいて、どんどん共感が広がっていった。まさに、市民の声が再編統合に待ったをかけたモデルケースになりました」

町にポツンと病院があるだけで経済効果が大きい

徳島県では、徳島病院の廃止・統合を防ぐ以前にも、住民の声で、徳島県鳴門病院を存続させたという歴史がある。徳島県鳴門病院は、今回、厚労省の424リストでも名指しされたが、診療実績が正しく反映されていなかっただけだということがわかり、今はリストから外れている。

「鳴門病院は、2013年に徳島県が買い取って地方独立行政法人にしたのです。もともとは社会保険病院だったのですが、小泉政権のときに統廃合の対象になって、廃止・民営化の対象とされた。しかし、鳴門病院は市民病院だと思われていたほど地域に根ざした病院で、なくてはならない存在だった。2008年に労働組合が主体となり地域住民と共同で『鳴門病院の公的存続・充実を求める会』を結成してからは、『なんでも民営化』との世論を覆し、公的存続の声が巻き起こって、大きな住民運動になったのです。鳴門市の人口約5万人に匹敵するくらいの署名を集め、署名の力を背景に地元自治体と周辺自治体・地方議会意見書、地元国会議員全員の賛同を得て、結局、徳島県が自治体病院として買い取り公的存続を実現させた全国で初めての事例となりました。

徳島県としては、〈地域住民の反対運動が起きるほどの病院をなくすわけにはいかない〉ということで決断したのだと思います」

自治体病院がどんどん民営化されていくなかで、その逆が実現できたのは、住民の後押しがあってこそ、だったのだ。

そして、鳴門病院は現在、若手医師にも人気の病院になっているという。

「じつは鳴門病院が社会保険病院だったころ、あまり研修内容が整っておらず、研修医からすると行きたくない病院の典型でした。しかし、今ではずいぶん変わっています。自治体病院として買い取ってからすでに7年ほどたちますが、研修システムをかなり充実させて人気が出ています。

労働組合が強い病院なので、労働環境や労務管理も徹底されています。本来当たり前ですが、医師でも、時間外労働をしたらきちんと時間外手当が支払われますし、週休2日も確保されている。研修医の時間外労働も、平均して20〜30時間ほど。ほかの病院の場合、緊急手術が入ったら研修医は立ち会わなくてはならない。でも、鳴門病院では、監督する医師が〈時間外の場合は、立ち会わなくていい〉というような体制になっています。

そうすると、研究もしっかりできる。働いた分の時間外手当も付く。休みも週に2日確保できる。となれば、医大生の中で『鳴門病院はいいよ』という声が高まってくる。だから人気を呼んでいるのです。逆に言うと、いかに時間外労働をカウントして手当を払っている病院が少ないか、ということです」

過労死ラインを超えるような時間外労働を強いられたうえ、賃金もまともに支払われないような病院だと、辞める医師も出てきて、ますます医師不足になっていく。

いっぽうで、しっかり労務管理ができており、時間外手当も付くとなれば、そうした病院には自然と良い人材が集まってくるということだろう。いずれにしても、労務管理をしっかりしようと思えば、医師数を増やしていくしかない。

さらに、地域病院を充実させると、もう一つ良いことがあるという。それは、〝経済効果〟だと井上さんは指摘している。

「たとえば徳島病院は、人口4万人弱の吉野川市にポツンと建っていますが、年間30億円を超える事業収入があります。そこには国家公務員の給料をもらっている職員が270人ほど暮らしていて、病院経費のうち約60％が人件費だと考えると、地元に落とすお金は非常に大きい。大企業がその町にあるのと同じことです。

しかも、医療というのはさまざまな関連産業と結びついているので、地元の経済波及効果を考えても、なくてはならない存在。一つ病院がなくなると、その町の経済は落ち込むことになります。繰り返し、この経済効果を伝えると、地方議員さんも改めて病院の必要性に気づいてくれます」

公立病院は、とかく〝カネ食い虫〟のように言われ、時に厄介者扱いされてきたが、とくに地方にとっては、〝命の砦〟であり、かつ地元に経済効果をもたらすインフラでもある。民間に売り渡さずに守っていけば、地域にとって有形無形の力になる。

「地域医療構想」の先を行った医療再生

――北海道士別市立病院院長　長島　仁さん

過労で入院したと5章でお伝えした、北海道・士別市立病院の長島院長。その後、無事退院し、業務量も少し軽減されたという。そんな長島さんが院長を務める士別市立病院は、ここ数年で病院の収支を赤字から一気に黒字化させている。

「うちの病院は、厚労省が地域医療構想でやろうとしていることを、知らず知らずのうちに先に始めていたのです。その結果、60年間くらい赤字続きでしたが、ここ3年、連続で黒字になっています」

長島さんが院長になったのは、4年前の2016年。就任のときは、「このままだと潰れてしまうから、なんとかしてくれ』と言われていたほど赤字が膨らんでいた。長島さんが院長になって最初に行ったのが、病院機能の〝棲《す》み分け〟だった。

「まず、士別市から約20㎞北にある名寄市立総合病院と連携をとり、名寄では、救急など急性期の患者を中心に受けてもらうことにしました。うちは、慢性期の患者を中心に引き受けることにしたのです」

士別市では高齢化が進み、急性期の専門的な治療を必要とする患者数が減ったいっぽうで、療養を中心とする慢性期の患者が増えていたという。

「急性期のニーズが少ないなら、思い切って慢性期中心の病院へと変えようと。それで、療養病棟を3倍くらいにして急性期病棟を半分以下に減らしました。うちで診られなくなった急性期の患者さんは、名寄市立総合病院で受けてもらった。

ちょうど名寄市立総合病院も、救命救急センターを起ち上げるなどして急性期医療に力を入れ始めていた時期でしたから、お互いのタイミングが合ったわけです。それまでは、いわば患者の取り合いのようになっていましたが、棲み分けすることでうまく連携をとれるようになった。非常にうまくいったケースだと思います」

改革を進めた結果、士別市立病院の入院患者は増加。2016年度は、前年度に比べ5・7%増。2017年度は、4・8%増。2018年度は0・2%増となった。

「5%以上の増加はなんと18年ぶりでした。療養病棟を増やしたことで、お隣の名寄市や旭川からも転院してくる患者さんが増えた結果です。急性期病棟がメインだったときは、『専門医がいないから』と言って断っていた終末期の患者を、すべて受けるようになりましたからね。

士別から出て行った人が、戻ってくるようにもなりました。がん治療で長年旭川の病院に入院していた患者さんが『故郷に戻って死にたい』と言って、転院してこられた例もあります」

2014年度は20人だった士別市立病院への転院患者が、2017年度には114人と約5倍に。こうして病院の経営は、ぎりぎり黒字化を達成した。いっぽうで、市からの一般会計繰入金は、2013年度の13億2900万円から、2018年度には8億8900万円へと年々減少した。

しかし、経営面では、依然として厳しい状況であることは変わりない。

不採算部門である小児科の連携も進んでいる。

「うちの病院がある上川北部医療圏に、小児科は公立病院にしかありません。都会の感覚だと小児クリニックならいくらでもあると思うでしょう。ですが、小児科は典型的な不採算部門なので、ここでは民間の医療法人は小児クリニックを持たない。

以前は、うちと名寄市立総合病院両方に小児科病棟があって、士別は3人の小児科医で診ていました。でも、広大な面積に住む子どもたちを、たった3人の医師で24時間診るわけですから、とにかく忙しい。医師は疲れ切っていました。それで、小児科医を名寄市立総合病院に集約して、24時間救急で受け入れられるようにした。うちは、小児科外来だけもうけて、名寄市立総合病院から、医師を派遣してもらう方法に変えたのです。それは10年くらい前から行っています」

この悲惨な状況は国が動かないと変わらない

療養型に変換してから、病院スタッフにも変化が生まれた。

「慢性期のケアは、急性期に比べて地味ですからね。やはり若い看護師さんには物足りないのか、ほかへ移った方もいます。ですが今残ってくれているスタッフたちは、士別でやっていこうと腹を決めてくれた方が多いので、かなり定着してきました」

長島院長は、政府に先駆けて地域医療改革を行ってきた経験から、こう話す。

「厚労省は、中学校の学区くらいの範囲内（約6㎞）で、病院や介護ステーションと連携をとって〝地域包括ケアシステム〟を構築しろと言っていますが、そんなことは、ここではとうてい無理です。すでにお話ししたように、北海道の面積は四国4県の面積と同じくらい広い。お隣の名寄市立総合病院ですら、うちから約20㎞離れています。その間に、ぽつぽつと人が住んでいるのですから……」

厚労省は、その土地の特性や抱える課題をていねいに分析すべきだろう。

「うちの場合は、地域住民のための医療を懸命に考えているうちに、独自の地域包括ケアシステムのようなものが士別市を中心にできあがった。おかげで以前はあまり交流が活発でなかった施設の人たちとも、ずいぶん交流が深まった。おそらく、うちと同じように、みんなそれぞれの地域で、すでにできる限りのことをやっているはずです」

しかし、その努力にも限界がある、と長島院長。

「すでにお話したように、圧倒的な医師不足なのです。この広い面積の中で、地域に住む人たちが平等に医療にアクセスできるようにするためには、一人の医師が過労死するほど働かなくてもすむように適正な人数を配置する必要があります。

それには、国が本気になって動くしかない。士別市だけでもダメだし、北海道だけでもダメ。国が動かなければ、医療崩壊、医師不足は解決できません。国の機関を作って、医者を地方に強引に派遣するくらいのことをやってもらわないと、この悲惨な状況は改善しません」

医師不足と高齢化解消のために総合診療医の育成を

——公立豊岡病院組合出石医療センター病院長　西岡　顯さん

地方では、医師不足だけではなく、医師の高齢化も進んでいる。そんな問題の解決策を提言してくれたのは、公立豊岡病院組合出石医療センター、病院長の西岡顯さん。

「うちの病院がある兵庫県北部の但馬医療圏では、勤務医はもちろん開業医の高齢化も深刻です。後継者がいない。そのため、病院と連携してやっていく開業医も減っています。医師不足のうえに高齢化という状況のなかで、今後、どう対応していくか。

私としては、2018年に厚労省が新しく作った〝総合診療科〟の医師を、もっと増やすべきだと思っています。もちろん、どの診療科の先生も必要なのですが、過疎地域はとくに患者も高齢化しているせいで、複数の疾患をお持ちのことが多い。たとえば、脳梗塞の後遺症で神経内科にかかりながら、糖尿病で内科にも通院しているというように。そんな患者が、腹痛を訴えたら、今度は何科を受診したらいいのか。薬の相互作用なども十分に考慮しないといけません。そこで、まずは総合診療科の先生が総合的に診て、必要ならほかの科を案内すると。

とくに、病院が地域にポツポツとしかなく、医師が少ない地方でやっていくためには、総合的に患者を診られる医師が必要です」

総合診療科とは、内科や外科などと並び、19番目の新しい専門領域（医師が専攻する科）として、厚労省が2018年4月から新設したもの。西岡さんが言うように、患者の心身の状態を総合的に診て判断する幅広い知識が求められる。

しかし、大きな問題は、総合診療医が定着していないことだ、と西岡さんは懸念している。

「豊岡病院にも総合診療科があって、大学の〝地域枠〟などで派遣されてきた若手の先生が、非常に頑張って診てくれています。しかし残念ながら、地域枠の一定期間が終わったあとも、総合診療医として地域に残って診てくれるかというと、そうはなっていない。定着しないのです。

その一つの理由は、今後、非常にニーズのある科でありながら、厚労省が総合診療医としてのキャリアステップをきちんと示せていないせいもある。また、単科の専門性を重視する若手医師が多く、総合診療医を専攻すると、将来専門性を追究できるか不安に思っている人も多いと思います。ですから、総合診療医として経験を積めば、そのあと指導医として地域の病院で活躍できるとか、開業できるとか。そういった総合診療医が育つ環境を作ることが地方にとっては重要だと思っています」

ただの数合わせではなく、地方で働きやすい環境を作ってから医師を増やすべき

――公立豊岡病院組合日高医療センター病院長　田中愼一郎さん

地域の医師不足の問題ですが、日本の医師数は先進国の中でとりわけ少ないわけではなく、むしろ地域偏在、および専門科偏在の結果と考えております。

したがって単純に医師数を増やすことは偏在解消にはならず、単に増えた医師が都会であふれた分、地方にいけばよいという安易な解決に結び付く危険をはらんでいます。

この点は私が特に強調したい点です。

テレビなどで、よく無医村に行って一人で昼夜を問わず住民のために働く医師を、医師の鑑《かがみ》のように描く風潮がありますが、裏を返して言えばそれを賛辞する人がなぜ医師になってそこに行かないのかという疑問が湧きます。

そこに行って働いた場合の自分の生活は、家族の生活は、そして自分の未来はどうなるのか自分自身の問題として本当に真剣に考えたことがあるでしょうか？

私には日本人全体に地方の医師不足は誰かが何とかしてくれるだろうという他人任せの気持ちが

あるのではないかと思います。もし解決する気があるのなら自分から何か行動を起こしているはずです。

これまで強制的に地方に送られてきた医師（私もその一人ですが）が医局制度の崩壊のなかでこれまでどおり送り続けられると思っているのでしょうか？　むしろ医師を派遣するのが本来の目的でない大学の医局組織から医師が送り続けてこられた歴史さえ理解していない人が多いのが現状ではないでしょうか？

私はたまたま、赴任した当時の院長が、医師が働きやすい環境を作ってくださっており、研究や研修もある程度できるように努力してくださっていたおかげで、今日まで働くことができました。しかし、私も含めてこれまでの医師は当直と称した夜勤で、睡眠もろくろくとらずにそのまま翌日の勤務をこなしておりました。

現在その状況は一部改善されてきておりますが、まだすべて解消したとは言えない状態です。この背景には大部分の医師がある程度勤務医を続け、スキルを身に着け、過酷な勤務医生活に耐えられなくなった時点で、開業という手もあったから成り立っていました（病院側も少しでも人件費の安い若い医師に代わってもらったほうが、経営上有利だという計算もあります）。

その代替として、医局から次の若い派遣医師が赴任してこれまでの医療が維持できていたわけです。言葉を換えればこれまでの病院経営は医師が辞めることを前提に運営されていました（当院に勤務した医師はこれまで３００名を超えますが、そのうち定年まで勤めたのは現在のところわずか２名だけです）。

しかしながら、２００４年から新臨床研修制度が始まり、医局に属さない若い医師が自由に病院を選ぶ時代になったために医局からの医師派遣が止まり、以前から潜在的にあった医師不足が表面化してきただけのことなのです（我々の頃は教授の命令で泣く泣く地方に行った医師は数えきれません。当時の地域医療はそれらの医師の犠牲のもとに成り立っていたのです）。

医師の過重労働という基本的な構造にはまったく手を付けずに臨床研修制度だけ変えた結果が現在の地方病院での医師不足です。

勤めたくなる地方病院をイメージすると……

もし今自分が新たに地方の病院に勤務するとしたらどんな病院に勤めたいと思うかイメージしてみました。（残念ながら私にはその恩恵にあずかる時間はもうありませんが）

❶夜勤明けは必ず休みとする。医師の健康を守れるような勤務形態にする（皆さん驚かれるかもしれませんが、当直という名の夜勤がいまだに公然と行われています。夜勤明けで、検査や手術をしているのが日本の医療の現状です。私も以前はしていました）。

❷僻地、離島での一人勤務をなくす。半年僻地で勤務したら残り半年は基幹病院で勤務できるようにして、何人かで勤務をローテートする形態にする。また基幹病院の指導医といつでも連絡

を取れるようにしておいて診療上困ったことがあれば相談できる体制を整えておく。

❸年に1カ月程度他の施設（海外も含む）で研修の機会を与える。また、積極的に学会出張を認める（僻地にいると自分のスキルアップに絶えず不安が出てくるものです）。

❹地方の基幹病院に優秀な指導医を招聘して指導体制を充実させる。優秀な指導医にはポストを与え、給与面でも優遇する（待遇は公表しておいて全国の医師が閲覧できるようにしておく）。指導医が根付けばそれを求めて優秀な若手の医師が根付くようになり、地方勤務によるスキル低下の不安と医師不足が同時に解消される。総合診療科で一定以上の実績を積んだ医師をこれにあてると総合診療指導医の育成にも役立つと思われる。良い待遇のところに良い医師が競争して集まるのは当然。

❺正規の休暇を取れるようにする。

最低これだけのことは実現する必要があると思います。特に右記、❶と❺は重要です。

ちなみに当院では私が赴任した1991年当時、卒後数年目の医師が上の先生に指導していただいて病院の予算を使いアメリカ心臓病学会で発表していました。当院は研究もできるとのことで、大学の関連病院の中では人気の病院でした。これだけのことをしてこそ、初めて優秀な医師が赴任してくれると私は思います。

地域医療のあり方を論じる前に、医師数を確保しないと絵に描いた餅に

我々がどんな地域医療を築いていくかという議論は、必要な医師数が確保されてから可能となります。必要な人員なしで計画を立てることはまさに絵に描いた餅と同じです。現在の地方の医療現場はどんな医師が欲しいかというレベルではなく、何科の医者でもとにかく欲しいというレベルです。

どうしてこのようなことになってしまったかは病床あたりの医師数をアメリカなどのほかの国と比較すると一目瞭然なのですが、これについては医療制度そのものの話となってしまいますので、ここでは割愛させていただきます。

総合診療医はなにも地方の医療に限った話ではなく、むしろ専門分化が進んだ都会でこそ、必要なスキルと私は考えています。これをどうやって育成していくかは、右記の私が提案した条件が達成されたのちに、議論していくべき問題ではないかと私は考えます。

（この項は、田中愼一郎さんの寄稿です）

いちばん重要な診察が病院の収入にほとんどならないのはおかしい

――大泉生協病院院長　齋藤文洋さん

第1章で登場した大泉生協病院の齋藤院長は、病院に勤務してくれる小児科医が見つからないため、みずから小児科医の資格を取得したという。その経緯を、こう語ってくれた。

「大泉生協病院を開業したのは2002年。開業にあたって、組合員の人たちから、『ぜひ小児科を作ってほしい』と言われていました。

そもそも、うちの病院が立地している東京都練馬区は、23区の中でもっとも一般病棟・療養病床が少ないなど、医療過疎地域です（2017年練馬区データ）。2005年に順天堂大学医学部附属練馬病院が開院して少しは解消しましたが、それまでは小児科も少なく、病床がある病院は練馬光が丘病院ただ一つという状態でした。今ですら、順天堂と光が丘病院併せても、小児科の病床は60床くらい。練馬区の人口は約74万人なのに、ありえない少なさです。

2002年当時はちょうど小児科崩壊の危機と言われていた時期。中原利郎医師の過労自死が問題になっていた頃です。小児科を作りたくても、小児科医不足で来てくれる医師がなかなか見つからない。それで、もう自分がやるしかない、となったわけです。私は循環器内科が専門だったのですが、もともと小児科医になりたかった。だから2年間小児科を勉強し直して転向しました」

齋藤院長は、「今でも、つねに不足ぎみ。足りていないのは医師だけじゃないですよ、看護師も。医療スタッフ全般的に不足が続いています」と嘆く。今後、働き方改革が進めば、ますます医師の確保が困難になるのでは、と危惧している。

「中堅の病院は、だいたい大学病院から医師を派遣してもらっています。うちの病院も、当直は、おもに大学病院の先生にお願いしている。働き方改革を本気でやれば、当直は勤務時間に含まれますから、大学病院の先生はすぐに1860時間をオーバーしてしまう。だから実際、コロナの前から医師の引き上げは始まっていました。働き方改革は必要ですが、それをやると診療できない病院が出てくると思います」

東京でさえ、このように慢性的な医師不足の状態にあるのだ。

「解決するには、まず医師や看護師を、きちんと増やす以外にありません。日本は少なすぎる。たとえば、病棟に看護師を配置する基準に〝7対1看護〟というのがあります。一般の人は、これを聞いて『患者さん一人に対し7人の看護師が付く』と思うでしょう。でも実際は反対で、患者さん7人に対して看護師が一人なのです。アメリカなんて、ほぼ1対1ですよ。急性期を診る病棟で7対1看護なんて、本当はありえないのです」

そして、医師不足に加え、診療報酬の低さが、医療の質を低下させていると指摘する。

「今の医療体制は、〝薄利多売〟。つまり、診療報酬が低くて医師が足りないから、一人の医師が多数の患者を診ないといけない。本来なら、医師の数を増やして一人ひとりの患者を、余裕を持って診察する。そうやっても赤字が出ないような費用体系にしないといけないのです。

さらに、診療報酬の体系も変える必要があると思います。必要ない検査をしたりして儲けようとする病院が出てくるのは診療報酬の低さだけが問題ではありません」

現在の診療報酬には、次のような問題点がある。

「いちばんの問題は、検査や薬の処方ばかり点数が付いて、診療に対してはほとんど点数が付かないことです。本来、医師の仕事というのは、診察をして、患者さんの状態を見聞きして、どういう疾患なのか考えることです。そのいちばん重要な部分に、ほとんど点数が付かないのはおかしい。だから研修医は、真っ先に検査の訓練を受けるようなことになっています。検査しないと診察しません、なんて言う医者が出てくるのも、そのせいです。そんなものは医療ではありません。本来の医師の仕事を全うして、成り立つような診療報酬の体系にしないと、どんどん医療はおかしくなってしまうでしょう」

そして、さらに都立病院の独法化についても、こう持論を述べた。

「医療は資本主義にはなじまない。収益を追求するものではないし、効率も望めない。今回のコロナ禍で、みんながそれを実感したのではないでしょうか。

都立病院を独法化するということは、自分たちで収益を上げていかねばならないということです。そうなると、人員削減したり、収益を上げるために無理なことをしたりと、本来あるべき医療からかけ離れていってしまいます。ですから、独法化はすべきではない。

都立病院を独法化すると、それに合わせて病院の統廃合が起きる可能性もあります。石原都政のときに、都立清瀬小児病院や都立梅ヶ丘病院、都立八王子小児病院が統廃合されました。あのとき、地域に小児科がなくなって、患者さんや、親御さんはすごく困った。発達障害だとか、心に問題を抱える子どもたち、そういう子どもたちの行き場がなくなってしまったのです。

石原さんが落としていったものは、ものすごいマイナスの遺産なんです。今回、都立病院の独法化が行われたら、また同じことが起こりますよ。ですからコロナ禍を教訓にして、医療は非効率なもので、収益を追求するものではないことを理解してほしいと願っています」

医師不足解消のために地方の医学部定員を増やして、学生が地元に残れるようにするべき

——研修医　前島拓矢さん

第3章で登場してくれた研修医の前島拓矢さんは、将来は、総合診療医を目指している。

「僕の実家は、茨城県の田舎のほうで医療が脆弱な地域です。そのせいで、近所の人がくも膜下出血や、急性心筋梗塞などで倒れたときは、1時間も受け入れ先が見つからず、ドクターヘリで県庁所在地まで運ぶこともありました。結局、そのまま亡くなってしまうことも多かったのです。早期に診断をつけて治療すれば一命を取り留められるケースもある病いなのに……」

こうした経験から、前島さんは、「いずれ地元に戻って医師として仕事をしたい」と考えるように。しかし、それがすぐには叶わない理由があった。

「僕の地元は、研修医として学べる環境がない。千葉県の亀田総合病院（鴨川市）は、立地としては田舎にありますが、かなり設備が整っているので若手がどんどん研修にやってきます。ただ、そうなるには資金力が必要になりますから、どの病院でもそれができるというわけではありません。しかし、医師の偏在をなくすためには、本来、どの地域の病院でも若手が研修を受けられる環境を国が整えるべきだと思います」

さらに前島さんは、「地元の学生が地元の医学部に入りやすくするために定員を増やすことも重要だ」と考えている。

「僕も含めて地元の医療に貢献したいと思っている医学生は少なくありません。でも、地元の国立大の医学部に入れないと、結局は医学部の多い東京の大学を受験することになります。合格していったん東京に出て落ち着いてしまうと、やはり地元に戻る機会を失ってしまうのです。

地元の大学に通っている学生は地元に残ることが多いというデータもあります。やはり地方に医学部をもっと増やすことが必要でしょう」

そうした施策を打ちながら、やはり根本的には、医師を増やす必要があると訴える。

「よく、医療費が増えて大変だ、というニュースを耳にするじゃないですか。でも、高齢化して医療費が増えるのは当たり前ですよ。医療費を減らすには、MRIやCTなどの検査や、手術件数を減らすしかない。つまり、人の命を犠牲にするしかないのです。

あとは医学の発展を抑えるとか……。でも、それらに賛成する人なんていませんよね。もちろん、本当にムダがあれば省く必要はありますが、医療費はどうやっても増えていくわけです。じゃあ、どうやったら増えていく医療需要を支えられるのか——。

そこを考えるべきでしょう。その答えは、政府が医療を、国民の命を守るインフラとして位置づけるしかない。そういう政府を、私たちが選ぶしかないわけです」

前島さんが以前留学したキューバでは、医療が地域に根ざしていたという。

「キューバは、病院はすべて国立で医療従事者は公務員です。それに、医師のうち約4割が、いわゆる〝総合診療医〟で、決められた地域の診療所のホームドクターとして、その地域に住む住民を定期的に診ています。

住民は、年に1～2回は診療所に行って健診を受けます。ワクチンの接種なども決められていて、『あそこの子どもが、まだ接種しに来ていない』となったら、医師が家庭訪問してまで打っています」

内科から精神科までしっかり診られる医師になりたいという前島さん。目指す医師像とこれからの医療のあり方について、こう語る。

「地域で毎日きちんと患者に向き合って診療をしたい。困っている人たちの、その原因がどこにあるのか見極められる医師になりたいと思っています。つらい状況にある人たちの背景も見て、診療していきたいと思って医師を目指したので。

地域医療は連携が必要になってくると思いますが、民間病院だとやりにくいところがあると思っています。民間は利害に縛られているところもありますから。

今回のコロナ禍でも感じましたが、人の命を守る医療は、基本的にはすべて行政の元で運営していくのがいいのではないでしょうか。消防署だって公立なんですよ。私は、医療だけ民間任せなのはおかしいと思います」

いざというときの安心のために、医療には〝ムダ〟も必要

——東京都庁職員労働組合病院支部書記長　がん・感染症センター都立駒込病院看護師　大利英昭さん

まさに独法化の波に飲み込まれようとしている都立駒込病院。新型コロナウイルスに対しては、都立病院の奮闘は今も続いている。そんな渦中の大利さんも、コロナ禍で「病院は公が支えるべき」

という思いを、よりいっそう強くしている。

「医療というのは基本的人権を保障するサービスです。それを採算重視の民間にしてしまおうというのが間違いで、公がしっかり守っていくべきです。これまで民営化という名の下に、どれほど私たちの生きる権利が奪われてきたのでしょうか」

大利さんは、そう言って故郷の福島県・会津地方を例に出した。

「私の実家は、会津磐梯山のふもとにあったのですが、国鉄分割民営化で駅がなくなり、郵政民営化で郵便局がなくなり、自治体病院の再編統合で病院までがなくなった。そうなったら、もう地方では生きていくこと自体が大変なことになります。そういう基本的人権を保障するサービスは、利益うんぬんではなく、きちんと公が守っていくべきです。そうしないと必ずサービスからもれてしまう人が出てきてしまう」

そして、大泉生協病院の齋藤院長と同様に診療報酬自体がおかしいと憤る。

「日本全国、どこに行っても保険診療を受けられるという点はたしかに素晴らしいと思います。しかし、とくに救急の場合、診療報酬だけではやっていけないから、そこは公立が担う部分が大きくなる。

救急医療の現場で働いているスタッフが、人が足りなくてローテーションもうまく回せない状態で頑張っているのに採算が合わない、という仕組み自体がおかしい。じゃあ、採算がとれないから救急医療はなくていいのでしょうか。公立病院をすべて独法化してしまえば、そういうことになりかねません。

あまりにも診療報酬が低すぎるのです。しかし、こういう話をすると、行政側はすぐ『窓口負担が上がってもいいのか』という問題にすり替えて、患者と医療者が対立する方向にもっていきます」

大利さんは、窓口負担をさせるなら、健康保険料を下げるべきだ、と指摘する。

「健康保険料が上がり続けてきたのは、国が予算の投入を減らしたからです。そのくせ窓口負担まで上がっているというのは矛盾しています。本当であれば、国が医療に予算をもっと投入して、窓口負担はゼロにしないとおかしいでしょう」

日本の医療の窓口負担が安くないということは、本田医師が第4章で指摘したとおりだ。

大利さんは、いざというときでも市民が安心して暮らすためには、医療の〝ムダ〟こそ必要だと訴える。

「ムダがない体制というのは、つまり日々100％稼働しているということです。そこに、コロナ禍のような非常事態が起きたらどうなるか。100％稼働している病院は、余裕がないから突発的な事態に対応できません。今回、コロナで起こったことはまさにそういうことでした。

市民が医療に求めていることはなんでしょうか。いざというときの安心や安全ではないですか。そうであるならば、公立病院は突発的な事態に備えて、余裕を持っておく必要がある。低い診療報酬でも採算をとるために100％稼働させていては対応できません。平時は〝ムダ〟のように見えても、いざというときに備えて病床や医療スタッフを確保し、トレーニングを積んでおかねばならないと思っています」

医師が社会に関われる余裕を持てる医療体制を

――全国医師ユニオン代表　植山直人さん

医師として、医師の労働問題を中心に、医療体制のおかしさについて声を上げ続けている全国医師ユニオン代表で医師の植山さん。

そもそも、「地域医療構想」の名の下、病床削減ありきの厚労省の考え方自体がおかしいと指摘している。

「地域医療のいちばんのミッションは、その地域でいかに子どもを産み育て、安心して最期を迎えられる、持続可能な地域にするか、ということです。ところが、厚労省はそうは考えていない。人口が減ることを前提に考えていて、２０６５年には人口が9千万人を切るからベッドを減らしていいんだ、と言うわけです。

これでは日本が滅びていくのを座視しているのと同じ。これは売国奴としか言いようがない。本来、国が考えるべきは、どうやったら将来子どもが増えて、大人たちが家庭を守りながらその地域で生活できるか、そういう環境をどうしたら作れるかということではないでしょうか。そんな根本的な議論もなく、将来人口が減るからベッド数を減らせ、と。これは〝地域医療構想〟なんて呼べるようなものではありません」

しかし「今回のコロナ禍で医療の役割が見直されてきたのでは」と、植山さんも期待する。

「これまでは、人口が減るから安易に医師もベッド数も減らすとやってきたが、さすがにコロナ禍でそんなことも言えなくなっています。新型コロナの患者は儲からないから切り捨てます、とはさすがに国も言えない」

医療過疎の地方にとっては、公立病院が命の砦になる。

「日本は、誰もがかかる病院を選べる〝フリーアクセス〟の国です。健康保険料を支払っていれば、どの地域の、どんな病院にかかっても保険診療なら窓口負担の金額も変わりません。

その制度はいいのですが、たとえば北海道の僻地に住んでいたら、そもそもフリーアクセスなんてできません。現実的には、病院を選べるのは、都会のごく恵まれた人たちだけなのです。高い保険料を同じように支払っているのに、近くに病院がないから診てもらえないというのでは医療政策として最悪です。

保険者の権利が損なわれてしまわないよう、人口過疎の地域でも安心して近くの病院にかかれるよう、コロナ禍の今こそ医療政策を見直してほしい」

医師自身の意識も変える必要がある、と苦言を呈す。

「医師は〝聖職者意識〟を持っているので、長時間労働でもこなしてしまいます。また、それを周りから『頑張っている』と言われてしまう。しかし、私は〝頑張っている〟とは思いません。医師は、職場で長時間労働しているだけで、それ以外のことは何もしていないからです。

地域に住む一住民として、家庭では子どもの親として、なにかに貢献できているでしょうか。男性医師の場合は、主婦が家庭を守る、というような古い様式の上に甘えているような気がします。また、女性医師の場合は、長時間労働のせいで結婚・育児を断念している人も少なくない。それは社会にとっても大きな損失です。

医師としての仕事だけでなく、もっと広い視野をもって社会に関わったほうがいい。それがいい医療にもつながっていきます。そのためには、本当の意味での働き方改革が必要だし、国は余裕をもった医療体制を作る必要があるのです」

住民の力が医療の充実した暮らしやすい社会をつくる

――ドイツ在住の獣医師　クレス聖美さん

日本の医療体制は海外からどう見えるのか。外からの視点も必要だと考え、40年以上、ドイツで開業し、獣医師として動物たちの治療にあたってきた獣医師のクレス聖美さんに聞いた。

ドイツは、新型コロナウイルスが猛威を振るうヨーロッパでかろうじて医療崩壊を免れ、踏みとどまっている国だ。ＯＥＣＤに加盟する先進諸国の中でも、人口10万人あたりの医師数がもっとも多い。

クレスさんは、ドイツの医療体制は日本と対極にあると語る。

「日本の医師が、残業１８６０時間まで認められると聞いて驚きました。ドイツでそんなことになったら、間違いなく労働局に訴えられます。基本的に週35時間労働ですから、40時間の残業だって文句が出ます。獣医師でも待遇としては同じで、うちの病院では、週末に救急対応するために出勤する獣医師は、50％増しの手当が付きます。賃金で受け取ってもいいですし、その分、休暇で取得してもかまいません。土曜の午後から月曜の朝まで１日半、仕事したとしたら、そのあと２日間休ませないといけない。

日本は動物病院も長時間労働ですね。ドイツでは診療時間が終わったら、残業しないで医師はみんな帰ります。獣医師も同じです。もちろん救急当番の先生は残りますが」

加えて、休暇をしっかり取得することも、労働者の権利として守られている。

「有給休暇は一年で６週間。しっかりとります。労働局は厳しいですから。病気で休んだ場合は、通常の有休とは別に有休病気休暇を消化するのが普通です。かりに10日間のバカンスをとって、そのうち５日間風邪で休んでいたとしますよね。すると、有休は５日間しか消化されず、風邪をひいていた5日間は有休病気休暇が与えられるのです。経営者は、日本と比べると1・5倍以上の人を雇っていないとシフトが回らないでしょうね。

こうした労働環境が守られているのは、労働者が自分の権利を守ろうという意識が強いから。ドイツは国民が強いので、いい加減なことをしていると、上層部だって辞任に追い込まれてしまいます。ドイツは労働者にとってパラダイスのような国かもしれません。

日本人の友人からは、『ドイツ人は週に35時間しか働かないで経済は回るの？』なんて聞かれることもありますけど。働く時間が少ないわりにはちゃんと経済が回っているのですよ（笑）」

日本のように、公立・公的病院の統廃合などは進んでいるのだろうか。

「ドイツでは、逆に公立病院の比率が増えています。1990年代は21％でしたが、現在は37％。ただし、全体として病院の数は少し減ってきています。というのは、医療技術が上がって、入院日数が少なくなったから。

たとえば、私は40年ほど前にドイツで出産しましたが、出産のために入院する日数は3日ほどでした。それでも日本に比べたら短いでしょう。今は、その日のうちに帰ります。うちの娘も、出産したその日に帰ってきましたから。虫垂炎の手術も、次の日には帰ります。医療スキルが上がり医療器具が進歩したことなども、病院が減った大きな要因です」

どんどん公立・公的病院が減らされている日本と違って、ドイツでは公立病院が増えてきているというのは驚きだ。日本のように、過疎地域の病院が統廃合されるということも、基本的にはないという。

「どんな小さな田舎町でも、町として機能するために必要な学校、病院、銀行などがあるんです。それは、私自身もドイツに移住して驚いたことの一つです。余談ですが、ドイツは少子化対策には力を入れているみたいですね。保育園は、ほとんどが公立で、フランクフルト市では、昨年から保育料がすべて無料になったと聞いています」

薬に対する考え方や、薬価についても、日本と異なるという。

「日本は薬価が高いですよね。動物病院も同じですよ。私は、日本でも動物病院を経営していますけど、同じ薬でも日本のほうが高い。そもそも、もともとドイツの病院は、あまり薬を処方しません。自然志向が強い国民性もあるかもしれませんね。風邪くらいだったら、病院に行っても『湿布をして寝ていなさい』と言われますから」

クレスさんと話をしていて驚いたのが、ドイツには医療費の〝窓口負担〟がないということだった。

「〝窓口負担〟ですか？ それはどういうことですか？ 病院に行って、お金を払うってことですか。それはドイツではありませんね……。ドイツも、国民健康保険の加入義務がありますが、それを支払っていたら、窓口負担なんていうのはありません。健康保険料は、収入に応じて変わりますけど、月収約50万円で月に5万円くらいにはなるかしら……」

日本は、健康保険料を支払ったうえに、病院での窓口負担が3割（後期高齢者は1割。ただし2022

年後半から年収200万円以上の後期高齢者は2割）の窓口負担が必要になる。保険料を支払っていれば、窓口負担がゼロという国も多いのだ。

「ドイツ人は議論が好きな国民なので、地域ごとに集まって、よく政治の話もしています。そこで出た意見が、市議会議員や州議会議員などから国に上がっていって、すぐに反映される。町や市から州へ、州から国へ。その道筋がきちんとある。日本もまずは、区や議会、地域にあるそれぞれの自治体のコミュニティで市民が議論し、声を上げることが大事ではないでしょうか」

患者さんにいい医療を行うために、病院側も医療従事者とともに、政府に必要な予算措置を求めるべき

――船橋二和病院看護師　飯田江美さん、医師　柳沢裕子さん――

第1章で登場し、新型コロナ第1波での窮状を語ってくれた船橋二和病院の看護師、飯田江美さん。彼女たちは、ドイツのクレスさんが言うように自分たちの持ち場で声を上げた。ストライキを決行したのだ。その様子はニュース番組でも報道されたので、ご存じの方も多いだろう。

飯田さんたち医療従事者らは、コロナ禍で患者を受け入れた病院で、懸命に治療・看護にあたっていた。しかし病院側は『コロナで大幅に赤字になった』ことを理由に、夏のボーナスを過去最低の0・9カ月分に減額すると職員に通告。

これに対し、2020年7月10日、飯田さんが執行委員長を務める同病院の小さな労働組合はストライキに打って出た。参加したのは、病院に勤める医師や看護師、理学療法士ら計8人。背中に〝スト決行中〟と書いたプレートを付けて、病院の前に一列に並んで訴えた。

「いくらコロナで赤字になったからといって、現場で働く医師や看護師の給料やボーナスをカットして埋め合わせようというのは、間違っています。

それどころか、うちの病院は、コロナ禍の前から年々ボーナスがカットされていて、70人ほど看護師が辞めるという事態になっていました。ほかにも『古くなった病院の建物を新築する資金がいる』という理由で、退職金の3割カット、企業年金の取りやめ、労働時間の延長などを打診してきていたのです」

そこへダメ押しのように突きつけられた、コロナ禍におけるボーナス減――。

同組合書記長を務める柳沢裕子医師は、スト決行5日後の7月15日に開いた記者会見で、切羽詰まった心境だったことを打ち明けた。

「必死だった。ここでやるしかないと思った。そうでなければ、ボーナスが出なくて当たり前になってしまう。現場のスタッフは頑張って（コロナの）対応にあたっているが、少しずつ誇りが失われています」

ちょうど、船橋二和病院でストが決行される少し前、職員のボーナスがゼロになるというニュースで注目を集めていたのが東京女子医科大学病院だ。一時期は、ボーナスが不支給になることで、全体の約3割にあたる看護師約400人が退職するのではと報じられていた。しかし、船橋二和病院のストライキも影響したのか、一転して〈原資が確保できた〉としてボーナスが支給されることになった。

いっぽうの船橋二和病院では、どうだったのか——。

「よくも悪くもストを行った反響は大きかった。結局、ボーナスは、減額のまま元に戻ることはありませんでした。ストライキ中に船橋市にも申し入れに行き、市が私たちの窮状を見て、コロナ患者を受け入れている病院の医療従事者や事務職員に対し、一人10万円の支援金を給付することを決定してくれました。でも、私たちとしては、コロナ患者を受け入れていない病院や介護施設、薬局などのスタッフにも支給してほしいと求めています」(飯田さん)

船橋二和病院に続いて、医療関係者でつくる労働組合の〝医労連〟でも、コロナ禍でひっ迫した財政支援と、冬の賞与引き上げを求めて2020年11月5日、全国一斉に集会が開かれた。また、代々木病院(東京都渋谷区)では、冬の賞与額を不満として、ストも行われている。

「応援してくれる仲間が増えることは心強いです。近所の特養(特別養護老人ホーム)でも、『うちの入居者さんを診てくれる病院の人たちがストをしている』と、応援のメッセージを寄せてくれました。都内の病院でも、私たちのストのニュースをビラにしてまいてくれました。うちの病院の中でも、『よくやってくれた』と言ってくれるスタッフもいました」

いっぽうで、風当たりも強くなった。

「ストが終わったあとの朝礼で、病院の上層部はこんな文書を読み上げました。『一部の職員がストを行ったことで、当病院がコロナ患者を受け入れていることが公になってしまった。スタッフが差別されるかもしれない』。

これはおかしいですよね。差別をするほうが間違っているのですから、病院として立ち向かわないといけないはずなのに……」

飯田さんは、声を上げた人を抑えつける日本の風潮はおかしいと語る。

「欧米では、待遇改善を求める医療従事者たちのデモやストは盛んに行われていますし、つい最近も(2020年10月15日)、フランスでは看護師が『ベッド数も医療従事者も足りていない』として待遇改善のデモを行っていました。マクロン大統領に直接待遇改善を訴える看護師もいました。

患者さんにいい医療を行うために、今こそ病院側も医療従事者とともに、政府に必要な予算措置をせよと、強く言っていくべきではないでしょうか」

飯田さんが言うように、コロナ禍になってから世界各国では、医療従事者のデモが行われている。

2020年4月にはアメリカの看護師らがホワイトハウス前で、医療防護用品の不足やトランプ前大統領のコロナ対策に対して抗議行動を行った。7月にはイギリスで医療従事者ら約200人が、個人防護具の不足や賃上げなど待遇改善を求めてデモを行った。

9月にはベルギーで、医療従事者ら約4000人が、医療分野への一層の予算投入や賃上げを求めてデモを行っている。

「そもそも、医師の長時間労働や過労死、さらには賃金やボーナスカットはコロナ禍前から起きていたのに、日本の医療従事者は声を上げにくい環境にいる」と打ち明けるのは、前出の柳沢さん。その理由を、こう続ける。

「医師は世間知らずなのです。そもそも、なぜ医師だけ過労死ラインの倍以上働かされるのか、時間外手当は付けられないのか、それがおかしいことに気づいていない人も多い。私も医師になりたてのころ、病院から『医師は、〝労働者〟じゃないから労働基準法の適用外です』と言われて、そうなのか、と。納得していました。

でも、それは違いました。勤務医が長時間労働で裁判を起こしたら、病院側が負ける。そんな判例はたくさんあります。おかしいと気づいている医師もいますが、声の上げ方を知らないし、『長時間労働しないと現場がまわらない』と思って受け入れてしまう。そういう状況に慣れてしまうのです。『医師が不足しているんだから増やせ』という考えには至らない。だから、1860時間なんていうとんでもない数字を受け入れてしまう。まるで奴隷です」

柳沢さんも、コロナ禍で改めて声を上げることの大きさを実感したという。

「私たちは、自分が持っている力がとても小さいと思い込まされていますが、それは違います。私たちみたいな小さい労働組合でも、今回のようにストやデモで声を上げたら、賛同してくれる人はたくさんいた。行動してみて、自分たちが持っている力は、決して小さくないと気づいたのです。

権力者からすれば、どんなに相手が少人数であっても、『あなたのやり方を認めない』と言われることが怖い。だから、おかしいと思ったら人任せにせず、集まって声を上げることは大事です」―

医療現場から声を上げることは、実際に、市民の命を守ることにつながっていく。医療費が削られて、現場の医師や看護師が疲弊して辞めていったら、シワ寄せがくるのは一般市民だからだ。

「医療現場だけでなく介護現場も、相当疲弊しています。医療現場のひっ迫は、まだこうして話題になるけど、介護現場は話題にすらのぼらない。ですからこれからは、医療と介護、そして市民が団結して声を上げる必要があると思っています。

福島第一原発の事故が起きたとき、国会前に10万人もの人が集まって脱原発を訴えました。でも、再稼働されてしまったじゃないか、と言う人もいます。デモなんて意味がないんだ、と。だったら今度は100万人集まればいいだけ。あきらめる理由なんてない。今は、私たち一人ひとりの力が奪われてしまっているだけなのですから――」

委託職員を透明人間みたいに扱わないでほしい

――地方独立行政法人大阪市民病院機構十三市民病院　委託会社勤務　Aさん

第1章で伝えたとおり、大阪市の委託職員への差別的な待遇を変えてほしいと、松井市長に直接抗議したAさん。その直後、Aさんは残っている市役所の職員に対して、こう訴えを続けていた。

「どうして医師と看護師にだけ危険手当が与えられて、私たちには与えられないのですか。お願いします。私はここにケンカをしに来たんじゃない、私の訴えを聞いてほしいから来たのです。医者が手術を終えたあとに、血が付いた機材を誰が洗うのですか。私たちが洗ってるんじゃないですか。手術室を誰が掃除しているのですか。その機材を滅菌しなければあなたのお母さんも、あなたの息子さんも、お孫さんも手術が受けられないのですよ。それなのに、私たちはないものにされている。透明人間みたいに扱われているんです。誰にも感謝もされず、誰にも価値を与えてもらえずに。私は自分の仕事に誇りを持っています。リネンも、警備の人も、受付の人だって、私たちは一生懸命、患者さんと病院のために働いている。裏で私たち委託職員は、医者や看護師、病院を一生懸命支えているのに、なぜ危険手当ももらえないのですか。それを、おかしいと思わないのですか」

まったくの正論ではないだろうか――。

Aさんの抗議で、状況は変わった。

「市役所で訴えた翌日の夕方の4時ごろでした。滅菌部に十三市民病院の総務課の人が『長い間、ご迷惑をおかけしました』と言って、50枚入りのサージカルマスクを持ってきてくれました。雨ガッパも配られることはなくなりました」

そして、ついに6月には、委託スタッフにも危険手当が支給されるようになったという。

「それはよかったのですが、まだ問題があります。大阪市役所の職員に確認したところ、十三市民病院の委託会社スタッフにだけ支給されて、ほかの病院では支給されない、と。ほかのコロナ対応している病院の委託スタッフにも支払うべきでしょう。

こんな差別があっていいのでしょうか。ほかの病院で働いている人たちも声を上げてほしい」

Aさんは、このように現状を変えさせたいっぽうで、嫌がらせを受けていた。

「雇用主のサクラヘルスケアサポート（以下、サクラ）から突然、神戸市の六甲にある病院に異動を命じられたのです。でも、それは契約違反です。私の雇用契約は、十三市民病院に1年間の勤務と決まっていた。契約書にちゃんと書いてあります。にもかかわらず、突然、自宅から遠い六甲の病院に異動させるなんておかしい。おそらく、私が松井市長に訴えたからでしょうか。私が、異動命令を拒否すると、今度は自宅待機を命じられました」

Aさんは、個人でも入れる連帯ユニオン・関西ゼネラル支部に加盟して、この不当な異動を撤回させようと闘った。そして2020年9月30日、サクラはAさんが提示した金額の和解金を支払った。訴えが通ったのだ。そのほか、毎朝5分間の朝礼も、勤務時間に含まない〝サービス残業〟だったため、労働局に訴えたところ全額支払われたという。

最後に、Aさんはこう語ってくれた。

「私が以前、看護師として働いていたイギリスでは、自分たちの権利が侵されようとしていると、デモをしたり上司に直談判して訴えます。日本人みたいに黙っていません。私も職場の仲間と、何度も交渉をしました。

なぜ、日本人はおかしいことに黙って従うのか。おかしいことはおかしいと声を上げれば変えることができるのに。黙っていたら、どんどん私たちの権利が奪われて奴隷化されてしまうのですよ」

「新型コロナウイルス第3波」

北海道の医療崩壊緊急レポート

離島のクラスターも医療をひっ迫させた

国が本気になって動かないと、この悲惨な状況は改善しない――。220ページで士別市立病院の長島院長がそう語った数カ月後、この本の締め切り間際の2020年11月末にその警鐘が現実となった。新型コロナウイルスの第3波の感染急拡大で北海道の医療が崩壊の危機にさらされたのだ。第7章第1部の終わりに緊迫感あふれるその状況をお伝えする。長島院長はこう語る。

「この前に話したことが、急激に現実になっています。札幌と旭川ではすごい勢いでそうなっています。士別市でも約10名が感染し、名寄市立総合病院に入院しました」

北海道では11月16日に感染者数が189人を数え、180人だった東京都の数を上回るなど感染が急拡大。その後も11月24日まで7日連続で200人を超えるなど新型コロナウイルスは猛威を振るった。

「まず札幌で感染拡大のあおりを受けて、北海道医療センターや、北海道では北大病院に次ぐ大きな病院である手稲渓仁会病院など、大きな病院でクラスターが出まくっています。旭川も大変です。基幹病院である旭川厚生病院や慶友会吉田病院ではクラスターで一般外来受け入れ停止に追い込まれました」

旭川市では、11月25日からホテルを借り切って軽症患者受け入れを開始。しかしクラスターが発生した病院のコロナ患者転送で、市立旭川病院などでは受け入れ病床がほぼ満床になってしまった。

「この勢いで患者さんが増えていったら、すぐにホテルもいっぱいになると言われています。とにかくホテルをたくさん借り上げて軽症者をどんどん入れていかないと、感染症指定病院を中心に病院が身動き取れない状況になります。実際、旭川厚生病院では救急患者の受け入れストップに追い込まれました」

札幌市や旭川市ではコロナのみならず、ほかの病気の患者にも影響が出るという、恐れていた事態に追い込まれていた。また、大きな病院がある都市部での感染拡大はほかの地域にも大きな影響を与える。たとえば、第1章で紹介したように、士別市では救急患者を旭川市の病院に送ることもあるからだ。

さらに北海道の感染拡大は都市部だけではない。北海道最北端部の西に位置する離島の利尻島で11月12日、クラスターが発生した。その影響は士別市立病院に波及している。

「クラスターのあおりもあって、市立稚内病院はとうに満床です。利尻の患者は私共の地域の中核病院である名寄市立総合病院で受け入れざるを得ない状況。名寄は感染症指定病院ですが、コロナ病床40床のうち、半分が埋まっている。第1波のときは患者ゼロだったんですが。

ベッドはまだあっても、人の体制がギリギリです。看護師さんもフル装備で入るので、その時間はそこから出られずほかの業務はいっさいできません。だからふんだんに人が必要になるのです。これ以上受けられないかもしれないということで、軽症患者はうちで受け入れることも想定しておかなければならない。感染症指定病院ではない、人員もギリギリでやっているうちが、です」

救急外来と透析部門は絶対に閉じられない

士別市立病院でもクラスターが発生したときのことを考えると、危機的な状況だと長島院長。

「現実問題として、うちの病院でクラスターが発生したら、すぐに今ある部署を完全に閉じないと業務が遂行できなくなる。士別は北海道で3番目に面積の大きな市です。ほかの地域にも移動はしにくいので、救急外来と透析はどうしても閉じたくはない。ですので、もしクラスターが発生したら外来を全部閉じて、看護師を全部病棟に上げて切り抜けられないかと、そこまで考えております」

ＰＣＲ検査の試薬がまた足りない

士別市立病院では救急外来の入り口のところにプレハブを作って、その中で抗原検査と場合によってはＰＣＲ検査も行っている。しかしここでも恐ろしい話が長島先生から出てきた。

「もう保健所が対応できず、コロナ疑いの患者が直接来ます。11月から機械が入ってきてＰＣＲ検査ができるようになったので対応しますが、おかしなことに試薬がまた足りないんです。

アメリカがほとんど持って行ってしまったようで、検査がなかなかできない。最初に多めに仕入れた試薬がまだあるので何とかなっていますが、このままの勢いで検査に来られると月の始めだけしか検査をしないとか、制限をかけないとやっていけないでしょう」

北海道旭川市の基幹病院の一つである慶友会吉田病院では、大規模なクラスターが発生。高齢者の入院患者が多く、医療スタッフが寝たきりの患者に介助で接するうちに感染が広がった。12月2日までに患者19人が死亡。スタッフの離脱で人手不足も深刻になり、自衛隊に看護師の派遣や医療用具の供給を要請したが、市側に却下されたという。

さらに、旭川医科大病院から吉田病院に派遣されていた、非常勤の医師が引き揚げられたこともわかった（その後、12月2日付の吉田病院ホームページでは「基幹5病院の院長会議で、吉田病院に入院中の10名の患者を5病院で引き受けて頂けるとの決定がなされました」と発表があった）。

医療の提供が間に合わず、北海道では第1章で紹介した、第1波のときのアカシアハイツ（札幌市）の悲劇を繰り返してしまったのだ。

いっぽう、11月に入り感染者が急増した大阪市では、全国初のコロナ専門病院、大阪市立十三市民病院で、医師や看護師の相次ぐ退職によりコロナ患者を計画どおり受け入れられなくなる事態に。大阪市立総合医療センターが看護師や医師を十三市民病院に派遣することになったが、そのあおりを受けて、同センターの若年性がん患者らの専用病棟が一時閉鎖されることに。新型コロナによる医療崩壊は、ほかの病気の治療に悪影響を与えることになってしまった。

ふだんからギリギリの人員と設備でやってきた日本の医療は〝有事〟に対応するのは難しい。病床や人員不足にとどまらず、保健所がパンクしたり、ＰＣＲ検査の試薬が足りないなど、第１波の教訓をまったく生かせなかったのも、今の医療体制に余裕がないからだろう。

国の医療政策を早急に根本から変えないと、永遠に同じことを繰り返すだけだ。（士別市立病院の感染状況は２０２０年11月25日現在）

第２部　医療・福祉を削減する これまでの大きな流れを変えるために

本田　宏

私がこれまで20年以上、日本の医師不足や医療制度の問題を訴える活動をしてきた中で、折に触れて思い出す言葉があります。

「宏、注意しなさい。学校の先生とお医者さんには、世間知らずな人が多いから」

これは、私が大学医学部１年の夏休みに、実家に帰ったときに母親に言われた言葉です。私の実家は、福島県郡山市の洋品店でしたが、母はそこで身を粉にして働いていました。商売人の母からしたら、教師も医師も偉そうに見えるものの、世の中が見えていない典型に映っていたのかもしれません。息子がそうならないようにと、私を案じて言ってくれたのだと思います。

医師不足で、過労死ラインを超える勤務体制をおかしいと思わない。自分は聖職者だと信じて、声を上げることもしない。そんな世間知らずでは、第１部で紹介した医療従事者の苦しみに目を向けることもできないでしょう。結果的に、お粗末な医療体制を温存し、患者さんの命を守ることが難しくなるのです。

新型コロナウイルスの感染爆発を機に、日本の医療体制の脆弱さがはっきりしました。ようやく医師自らが国の医師養成と医療費抑制政策について、はっきりノーを唱える時期が来た、と私は思います。

この本の中で、さまざまな医療の問題点を明らかにしてきましたが、これは社会保障全般についても言えることです。第1章で紹介した、新型コロナ第1波で起きた介護施設の現場の悲惨な事例を見てわかるとおり、福祉施設でも、働いている労働者が社会的に守られていません。

今の日本社会は患者さんや施設の利用者を第一に考えるペイシャント（患者）・ファーストにはなっていない。日本の政治は、マネー・ファーストです。

日本社会は格差が拡大する一方で、お金がある人だけが、権力を持つ人だけが救われるような生きづらい世の中になりつつあります。日本に暮らす全ての人々が安心して生きていくためにベースになる医療、福祉を守るためには医療従事者だけが頑張っても変わりません。世の中を変えるためには国民の皆さんの理解と協力が不可欠です。

新型コロナのような感染症が猛威を振るえば、だれもが医療を頼りにしないと生きていけません。周りの助けも必要になります。世界中の人々が自分や家族だけの幸せ、会社や地域だけの幸せ、自国だけの幸せ……それだけを願って生きていけないということが理解できたのではないでしょうか。

そんななかで、医療を守るという意識が地域で芽生えつつあるのは、心強いかぎりです。

住民と医療従事者が協力した例は秋田にも

私は日本の医療をよりよくするためには、二つのキーワードがあると考えています。一つめのキーワードは「市民との共闘」です。徳島県の事例を紹介しましたが、もともと医療を守ろうという市民の意識が強いところでした。

医師不足に悩む秋田県でも同じような活動で成果を上げているところがあります。秋田県北東部、青森県と岩手県境に位置する鹿角市の動きです。「鹿角の医療と福祉を考える市民町民の会」は発足から12年、県や市、周辺の町、病院と一緒に「医師を求めるチラシ」を作り、高速道路のパーキングエリアや全国の病院・施設に配布してきました。

活動の4年めあたりから複数の医師が応援診療で鹿角に入るようになり、ついに、2018年に2人の精神科医師が常駐医師として市内の病院に赴任することが決まったのです。「市民町民の会」のコンセプトは「地域で医療を支える」というもの。産婦人科医も空白地域に近づいている鹿角。これから運動の輪を広げ、産婦人科医の招へいに動いています。産婦人科の有無は人口の増減にも関わってくることだけに、この運動は、地域の再生にも影響を与える重要な動きになるでしょう。

もう一つの医療を守るキーワードは、「医療関連の仕事はＡＩ化しにくい」ということです。

私が在籍していた埼玉の済生会栗橋病院では病床数329床ですが、医師も含めて600人くらいの雇用があり、ほかにも食事やリネン、クリーニング、清掃、花の業者も出入りしています。地元にはきちんと雇用が生まれます。

これらの労働者には若い人も多く、子どもがいることで、地元経済にもたらす効果が甚大なのです。病院だけでなく、新型コロナ禍で広く認知されるようになったエッセンシャルワーカー全般に言えることですが、自動化、機械化しにくい分野で雇用効果は絶大だと思います。

長時間労働を断る部下を責めるより、政府に医師を増やせというべき

さまざまな意味で社会を支える医療ですが、その質を守るためには医師にも労働者意識が必要です。そういう意味では千葉の船橋二和病院のストライキは、現場の貴重な動きで心から感謝しています。今までも看護師は労働問題で声を上げることで、働く環境を改善してきましたが、医師は積極的に参加していませんでした。

そもそも医療労働者がストライキをやるなんて言おうものなら、「診療ができなくなる」などと医師が反対する。その点で船橋のストは医師が参加しているというのが貴重です。

私がある県の医療関係の組合から講演に呼ばれたときのことです。医師の過労死が2度続いた病院勤務の看護師が外科系医師に時間外手術の削減について相談すると、「お前ら邪魔をするのか」と叱責されたと話していました。医師はどうしても自分の仕事、思うように手術や検査ができる、そういう意味での働きやすさを優先してきたのです。過労死事例が重なった病院でもそんな状況は変わっていませんでした。それくらい社会常識のない医師も少なくないのです。

私が勤務していたときにも、ものすごい長時間労働が常態の医師を見ています。その科では長時

間労働についてこない若手医師には、検査や手術が回ってきません。上司もこれほど働いているのに、ついてこられない若手には指導できないということだと思います。このように、上司も部下も追い詰められている悪循環、それが現場の現実です。

2018年に亡くなった英国ウェールズ生まれの作家で、日本に永住し、破壊され続けてきた日本の美しい自然を守るために一生をささげたC・W・ニコルという方がいます。そのニコルさんが、NHKの番組『あの人に会いたい』で「いい人が黙るからとんでもない破壊が続く。僕は日本のために戦いますよ」と言っているのを見ました。

多くの医師は自分の仕事に手いっぱいで、根本にある医師不足については関心を持つ余裕がありません。自分が耐えてきたからと、部下や若手に無理を押しつけるのではなく、お上にきちんと訴えるべきです。医師を増やせと。

低すぎる診療報酬で国民の命が犠牲に

根本にあるのは医師不足だけではありません。2020年の夏に、東京女子医大で看護師400人が退職希望という事例が話題になりました。ボーナスゼロなど労働環境の悪化が原因といわれました。その背景にあるのは低すぎる診療報酬です。

第4章に付け加える話になりますが、最近私は、上部消化管（食道や胃、十二指腸など）の内視鏡検査料の海外のデータを入手しました。日本は1万1400円で、これはなんとドイツの3分の1、アメリカの7分の1でした。これを知った国内の内視鏡メーカーの担当者が、あまりに安くて驚いたそうです。

１３８ページにある、診療報酬と消費者物価指数の比較図［**図表20**］と合わせて見ていただいたらわかると思いますが、日本の診療報酬（1点＝10円で病院に支払われる料金）は低すぎるのです。

「患者の権利宣言25周年記念集会」（２００９年）で九州大学の内田博文教授が次のように指摘をされています。

「医療・医療提供者が国策に奉仕させられることは、国民の命が国策に奉仕させられるということ」

医療費を抑制するという〝国策〟の結果、診療報酬は低く抑えられ、医師不足は解消されないままです。今の医療は国策に奉仕させられ、病院経営は苦しく医療従事者は長時間労働で過労死にまで追い込まれているのです。

そしてその結果、質の低い医療を受ける国民の命が、犠牲になっているのです。

医療体制の改善を訴えることが〝品のないこと〟だと言った大学病院院長

市民と医療従事者の共闘も少しずつ広がりを見せていますが、まだまだ道は遠いのが現実です。というのも、現場の医師だけではなく、医師のリーダーが変わっていないからです。

私が傍聴していた２０１８年12月の「第15回医師の働き方改革に関する検討会」でこんな驚くべき発言がありました。ある大学付属病院院長の言葉です。

《現在の医療経済の中で、病院の経営というのは特に厳しい状態に置かれています。（中略）ここでいろいろ書いてある改革を確実に推し進めるための経済的な支援、経済的なバックアップは必ずやりますよということをぜひ入れていただかないと、（中略）そのような方向性もぜひ打ち出していただきたいと思います。品のないことを申し上げて申しわけありませんが、よろしくお願いいたします》

命を守るために経済的支援の必要性を訴えることが、なぜ〝品のない〟ことなのか、患者さんの命を守る医師として、しっかり訴えないことのほうが〝品のない〟ことだと私は思いますが、いかがでしょうか。

感染症専門病院は医師の奪い合いになる

東京都医師会会長の尾﨑治夫氏は２０２０年の11月5日に日本記者クラブで記者会見し、「未来思考の新たな専門病院」を設置する必要性を訴えました。

有事には都立病院職員等から人員を招集し、災害や新型コロナなどの感染症などに対応することを想定しているそうです。これに関しても、１章で述べたように感染症医師がそもそも足りないわけですから、根本問題を解決しないと、単なる医師の奪い合いになってしまいます。医師会も国も尾﨑会長の提言を活かすように、今後も必要となるであろう専門医を増やすために医師増員へ向けた努力をする必要があります。

医師補助職が医療現場を救う

医師の増員は不可欠ですが、一方で医師養成は一朝一夕に達成不可能です。そこで現場の窮状を早急に改善するために、私はすでに欧米で活躍しているフィジシャン・アシスタント（Physician Assistant・医師補助職、以下PA）の導入を提案しています。

医師を育て一人前にするには時間がかかります。医師のタスクシフト、実効性ある役割分担を実現するためにはこれしかないと、考えているのです。医師を補助する職種として厚労省は、特定看護師を進めようとしていますが、看護師自体の数が足りず、なり手が少ないため、実効性ある人数を養成するのは難しいでしょう。

その観点からは、新たな専門職を創り出したほうが、医療現場にとってプラスになるのです。欧米で活躍するPAの仕事内容は医師と看護師の中間ぐらいの役割で、小さな創（傷）の縫合処置、手術に入って腹腔鏡手術の内視鏡をコントロールするなどの業務以外にも、カルテ記入や患者さんへの説明など、医学部卒業後3年経過した後期研修医以上のことを担っています。PAが現場に増えれば、患者さんも安心できますし、様々な医師の負担も軽くなることは間違いありません。

私はPAの導入は、この20年以上医師数が増えていない外科領域で進めるべきと考えています。PAを1980年代に日本に新設された、臨床工学技士のような国家資格として認められるよう訴えていきたいと思います。読者の皆さんもぜひご協力をお願いいたします。

アルバイト先の労働は働き方改革の〝特別枠〟に

新型コロナウイルス感染症に対応する医療従事者の負担が重いことは皆さんもご存じのとおりです。それは今も続いています。しかし、政府は医師の過重労働を減らすことはまったく考えていないようです。それどころか、２０２３年度からは、医学部定員の削減を開始しようとしているのです。

2章と3章でも触れた「医師の働き方改革」ですが、２０２０年9月30日の「医師の働き方の改革推進に関する検討委員会」で、副業でほかの病院に派遣された医師に関しての労働時間について検討がされました。そこでは、本来９６０時間しか認められなかった病院の医師でも、副業・兼業先の仕事が地域医療を維持するために必要なら、そこでさらに９６０時間の時間外労働が認められるというものでした。

アルバイト医師には本来の業務も合わせ、過労死ラインの2倍にあたる９６０＋９６０の時間外労働を認めるという枠組みが提案され、概ね了承されたというのです（『Ｇｅｍ Ｍｅｄ』２０２０年10月1日）。

1章と5章に登場した北海道の士別市立病院の長島院長が訴えたように、多くの病院は大学などからの医師派遣がなければ、医療が成り立ちません。これは地方だけの問題ではありません。この本に登場した大泉生協病院など、東京の病院でもそうです。

その問題を解決するのに、根本にある医師不足について何の解決策も示さずに、医師の負担増で急場をしのぐことは許されません。

この枠組みでは、派遣元の病院が派遣先に労働時間短縮を求めるように要請していますが、そもそもそれは無理な話です。結局派遣元は医師に「この時間は研修で労働じゃない」などと圧力をかけて、サービス残業を求める危険性が高いのではないでしょうか。医師に犠牲を求める現状のままでは、〝現代の蟹工船〟が続くのです。

分断されないために「財源を考えるのが財務省の仕事ではないですか」と言うべき

これらの問題を解決するためには、根本の医療費抑制策を止めなくてはなりませんが大きなハードルがあります。

私は医療関係団体とともに、国家予算を握る財務省主計局の官僚との、話し合いに参加したことがありますが、彼らはこう言うのです。

「財源がない、財源はどうするんですか」と。

ここで私たちが、医療や社会福祉を充実させるために、公共事業や軍事など他の分野の予算を削るべきと主張すると国民が分断される。私は気づきました。相手の手に乗っちゃダメ。読者の皆さんも一緒に考えてみてください。

「消費増税で国民負担は高まるばかり。大企業には巨額の内部留保がある。そこを塩梅して再分配するのが優秀な財務官僚」「財源を考えるのが財務省の仕事」そう主張すべきではないでしょうか。

私立病院と公立病院の分断をやめる

新型コロナ禍は、公立と私立病院の分断を変えるきっかけになる可能性があります。

私が地方で講演後の懇親会に参加すると、地元の公立と私立の病院長が同席している場合があります。私立病院の院長は公立病院院長に「自治体から補助があっていいね」と皮肉を言うのです。公立病院が繰入金を必要とするのは、国が診療報酬と医師数を抑制した結果なのですが、私立病院の院長からすると、自治体から補助を受けられる公立病院はずるいと映るのです。

しかし、その私立病院も今回の新型コロナで軒並み赤字になりました。問題は先進国最低レベルの診療報酬点数。分断の構図もコロナ禍で変わる可能性が出てきました。そのためにも先ほどの内視鏡検査の点数など、日本の理不尽に低すぎる診療報酬について、すべての病院の医師に改めて認識してもらいたいと心から願っています。

少ないマンパワーの中、赤字になっても医療の質を保つために必死に頑張っているのは民間も公立も一緒です。すべての医療従事者が手を携えて声を上げていかなくてはなりません。国民の命を守る医療体制を構築するためなのです。

県知事らの新しい動き

新型コロナでは医療だけでなくさまざまな業種、大学生を含めた多くの市民も厳しい状況に追い込まれ自殺者も増えています。それなのに、株価は暴落するどころか、バブル後最高値を更新しました（２０２０年12月1日など）。今こそ格差拡大の根本、「新自由主義体制」を見直すべき時です。

わずかに光明も見えてきています。コロナ禍で、「エッセンシャルワーカー」が社会に欠かせない存在であることが認識されつつあります。喜ばしいことです。

もうひとつ、コロナ対策などで自治体の首長が政府に声を上げることが増えました。２０２０年の1月には全国的な医師不足と地域偏在の根本的な解消を目指す「地域医療を担う医師の確保を目指す知事の会」という組織が発足し、設立趣旨で「医療需要は市場原理のみに基づくと満たされない」と述べています。青森、岩手、福島、新潟、長野、静岡の医師不足に悩む知事が国に政策提言をしたのです。

私がこの動きを重要と見るのは、明治維新から１５０年以上たっても日本は中央集権体制のままで、社会と政治が硬直化しているからです。突然の休校（新型コロナ第1波）、ＰＣＲ検査の抑制やアベノマスク、ＧｏＴｏトラベルなど現場を無視した政策が強行されています。硬直したシステムを変えるために、地方や市民が声を上げる動きを一緒に作っていきましょう。

ただ、今後医療に関して心配なのは、新型コロナ対策の財政支出でさらに医療費が抑制され、高齢者窓口負担倍増のように、個人負担増の危険があることです。新型コロナで医療のひっ迫が危機的状況になっても、病院の再編・統合や都立病院の独法化をやめようという、政府の方向性は見えません。

よりよい医療を作るキーワードとしてあげた、「医療関係者と市民がともに政府にものを言っていくこと」はこれからも欠かせないのです。

最後になりましたが、本書の刊行には企画・編集の斎藤信吾さんとライターの和田秀子さんに、新型コロナ禍の中、リモート会議を度々繰り返し多大なご協力を頂きました。「日本の医療を救いたい」というお二人の熱意に心から感謝いたします。

医療を守り地域を守るために、医療・福祉を削減する流れを変えて、世の中が患者さんファーストになるまで、私の活動は終わりません。安心して暮らしていける社会を作るために、これからも全力を尽くしたいと思います。

読者の皆様には、最後までお読みいただき、心から感謝申し上げます。

主 要 参 考 文 献

『本当の医療崩壊はこれからやってくる!』本田宏(洋泉社)

『Dr.本田の社会保障切り捨て日本への処方せん』本田宏(自治体研究社)

『安全な医療のための「働き方改革」』植山直人、佐々木司(岩波ブックレット)

『日本人が知らない日本医療の真実』アキよしかわ(幻冬舎メディアコンサルティング)

『病院が消える』高岡善人(講談社)

本田 宏　ほんだひろし

1954年福島県郡山市生まれ。医師(外科医)。1979年弘前大学医学部卒業後、同大学第一外科入局。東京女子医大腎臓病総合医療センター外科を経て、1989年埼玉県済生会栗橋病院外科部長に。2001年同病院副院長を経て、前埼玉県済生会栗橋病院院長補佐。NPO法人医療制度研究会副理事長。医療現場での経験から長年、医師不足や医療費抑制の問題を訴えてきた。著書に『本当の医療崩壊はこれからやってくる!』(2015年洋泉社刊)、『高齢期社会保障改革を読み解く』(共著、2017年自治体研究社刊)、『Dr.本田の社会保障切り捨て日本への処方せん』(2018年自治体研究社刊)など。

和田秀子　わだひでこ

一般社団法人ままれぼ出版局代表。出版社やWeb制作会社を経て2010年よりフリーランスライターに。以後、人物ルポや、移民労働問題、食、基地問題、原発事故、医療などの問題を中心に取材を重ね、週刊誌などで執筆。2019年に「一般社団法人ままれぼ出版局」を起ち上げ、被ばく問題などを扱う雑誌やブックレットを発刊している。

日本の医療崩壊をくい止める
「コロナ禍の医療現場」からの警鐘と提言

2021年2月12日初版第1刷発行

著　者　本田 宏　和田秀子
発行者　斎藤信吾
発行所　株式会社 泉町書房
〒202-0011
東京都西東京市泉町5-16-10-105
電話・FAX　042-448-1377
Mail contact@izumimachibooks.com
HP http://izumimachibooks.com

印刷・製本　壮光舎印刷株式会社

ISBN 978-4-910457-00-0 C0036